Yailin Pérez Díaz
Danna Molina Piedra
Yunier Cruz Rodríguez

Recién nacido bajo de peso

AF302833

Yailin Pérez Díaz
Danna Molina Piedra
Yunier Cruz Rodríguez

Recién nacido bajo de peso

Evaluación de la atención a las gestantes periodo 2020- 2022

Editorial Académica Española

Imprint

Any brand names and product names mentioned in this book are subject to trademark, brand or patent protection and are trademarks or registered trademarks of their respective holders. The use of brand names, product names, common names, trade names, product descriptions etc. even without a particular marking in this work is in no way to be construed to mean that such names may be regarded as unrestricted in respect of trademark and brand protection legislation and could thus be used by anyone.

Cover image: www.ingimage.com

Publisher:
Editorial Académica Española
is a trademark of
Dodo Books Indian Ocean Ltd. and OmniScriptum S.R.L publishing group

120 High Road, East Finchley, London, N2 9ED, United Kingdom
Str. Armeneasca 28/1, office 1, Chisinau MD-2012, Republic of Moldova, Europe
Managing Directors: Ieva Konstantinova, Victoria Ursu
info@omniscriptum.com

Printed at: see last page
ISBN: 978-613-9-46597-2

Copyright © Yailin Pérez Díaz, Danna Molina Piedra, Yunier Cruz Rodríguez
Copyright © 2025 Dodo Books Indian Ocean Ltd. and OmniScriptum S.R.L publishing group

<u>Título:</u>

Recién nacido bajo peso

Evaluación de la atención a las gestantes periodo 2020- 2022

Autores:
Dra. Yailin Pérez Díaz

Especialista de I grado en MGI. Máster en APS. Profesor Asistente

Dra. Danna Molina Piedra

Especialista de II grado en MGI. Profesor Auxiliar

Dr. Yunier Cruz Rodríguez

Especialista de I grado en MGI. Profesor Asistente

2024

Resumen

El bajo peso al nacer es el índice más importante para determinar las posibilidades del recién nacido de sobrevivir y tener un crecimiento y desarrollo normal, al cierre del 2022 en Santo Domingo el índice de bajo peso al nacer superó la media provincial y nacional, por lo que se realizó una investigación en sistemas y servicios con el objetivo de describir los factores clínico-epidemiológicos y de servicio en las gestantes con aporte de bajo peso al nacer en el municipio en el período 2020- 2022. Se seleccionaron 25 gestantes por muestreo no probabilístico por criterios. A través de un estudio descriptivo y retrospectivo y con enfoque sistémico en sus tres dimensiones y se elaboraron criterios, indicadores y estándares utilizando los criterios evaluativos elaborados por el autor y el grupo de expertos. El 72% de las gestantes se ubicó en edades óptimas para el embarazo y el 52% procedió de zona urbana, en el 64% hubo ganancia de peso inadecuada, el 68% y el 48% presentó infección vaginal y anemia en algún momento del embarazo. El 52% de los aportes coincidió con parto pretérmino. En la dimensión proceso los indicadores de clasificación correcta de las gestantes según sus riesgos y de ingreso en hogar materno a gestantes riesgo de bajo peso con criterio de ingreso fueron los más afectados. En el aporte de bajo peso se identifican algunos factores epidemiológicos pero destaca en la atención de las gestantes en la dimensión procesos aún existen deficiencias que requieren de inmediata solución.

Palabras claves: bajo peso al nacer, sistemas y servicios, enfoque sistémico

Índice

Tabla de contenidos   Páginas

Introducción:

La infancia es un período clave en la vida de una persona y, de igual manera, es de suma importancia una alimentación completa para lograr el desarrollo y el crecimiento del organismo; considerando que la alimentación y la nutrición son procesos influenciados por aspectos biológicos, ambientales y socioculturales.[1]

La formación socioeconómica existente en un determinado país puede condicionar el carácter y la naturaleza de la deprivación alimentaria, social y cultural que pueden sufrir las personas y las poblaciones, y de esta forma, repercutir desfavorablemente sobre el individuo en crecimiento e impedir con ello la plena manifestación de sus potencialidades genéticas. En consecuencia, en todas partes se reconoce la importancia primordial de la nutrición de la mujer durante el embarazo para la salud tanto de ella como del futuro niño. Durante la gestación y la lactancia, las conductas y el acompañamiento nutricionales deben amoldarse al incremento que ocurre en las necesidades nutrimentales en la madre, y que han de cubrir el crecimiento y desarrollo del feto primero, y del lactante después.[2]El embarazo representa un momento particularmente crítico en la vida de la mujer. La gestación de un nuevo ser implica un incremento significativo de los requerimientos nutrimentales de la mujer a los fines de asegurar las tasas genéticamente determinadas de crecimiento y desarrollo. [2, 3]

El bajo peso al nacer (BPN) ha constituido a lo largo de la historia un reto para la perinatología.[4, 5, 6] Independientemente de su edad gestacional, se define como BPN al recién nacido con un peso inferior a los 2 500 g.[7]

El BPN es reconocido como un indicador relevante para la evaluación de los resultados de la atención prenatal, la supervivencia infantil y la calidad del desarrollo integral del nuevo individuo. [4, 5, 7]La causa del BPN multifactorial, y se atribuye a factores maternos, fetales y ambientales. [4, 8]

En la búsqueda de alternativas eficaces que contribuyan a disminuir la tasa de mortalidad infantil y mejorar la calidad de vida, en el mundo se promueven las investigaciones en esta materia buscando reconocer y controlar los factores relacionados con el bajo peso al nacer.[9]

Se ha comprobado que el bajo peso al nacer es el índice predictivo más importante de la mortalidad infantil. [4,10] La Organización Mundial de la Salud (OMS) recomendó la designación de parto pretérmino al que se produce antes de las 37 semanas de la gestación y aconseja que todos los niños que pesen al nacer menos de 2500 gramos se denominen recién nacidos de bajo peso al nacer.[11]

La Organización Mundial de la Salud (OMS) plantea que, a nivel mundial, 1 de cada 6 niños nace con bajo peso y reconoce que el BPN es uno de los grandes problemas de salud pública, de los 20.5 millones de niños con bajo peso al nacer, la mayor parte en países en vías de desarrollo, de los cuales 96 % vive en los países en desarrollo y presentan, además, cifras elevadas de morbilidad y se asocia a mayor riesgo de mortalidad en cualquier período, sobre todo perinatal, así como; al desarrollo a largo plazo de desnutrición grave, alteraciones a nivel neurológico, complicaciones respiratorias, deficiencias inmunitarias y problemas de tipo económico debido a que el recién nacido tiene que permanecer hospitalizado por más tiempo bajo cuidados especializados. [4, 5] El objetivo de la OMS para 2025 es reducir un 30% el número de niños con un peso al nacer inferior a 2500 g.[12] Esto supondría una reducción anual del 3% entre 2012 y 2025, con lo que el número anual de niños con bajo peso al nacer pasaría de unos 20 millones a unos 14 millones.[4]

La incidencia de bajo peso al nacer es un indicador relevante en las estrategias que se plantean para el siglo XXI, al destacar la necesidad de avanzar en la reducción de la mortalidad en menores de cinco años, incrementar la calidad y expectativa de vida, reducir las disparidades y lograr un acceso universal sostenible.[9]

Una atención sanitaria asequible, accesible y adecuada resulta crucial para prevenir y tratar el bajo peso al nacer. Solo podrá reducirse la morbimortalidad neonatal si la atención al embarazo se integra plenamente con una asistencia neonatal y posneonatal y una asistencia nutricional adecuadas.[11]

Cuba, como país que atraviesa una transición epidemiológica avanzada, se destaca por las bajas tasas anuales de mortalidad infantil y BPN, [2, 13] este indicador mostró valores de 5,5 % a lo largo del año 2015, 5,2 en 2016, de 5,1 en el 2017[14], y de 5,4 en 2019,[15] identificándose como principales causas el retardo del crecimiento intrauterino y el parto pretérmino.[14]

Aun así, la situación materno-infantil nacional no oculta que en algunas provincias y territorios del país la tasa local de BPN supera la estimada para el país en su conjunto en la actualidad. [2, 13] En Cuba existe un Programa para la Reducción del Bajo Peso al Nacer, el que se aplica en todos los niveles de atención, con énfasis en su prevención y control en la Atención Primaria de Salud (APS). [13]

En la provincia de Villa Clara, según Anuario Estadístico de Salud del 2021, ocurrieron 6194 nacimientos en instituciones de salud, con un índice de BPN de 6,2: indicador muy similar al compararlo con el nivel nacional que fue de 6,6 para ese año. [10] En el municipio de Santo Domingo según el cuadro de salud al cierre del 2022, de los 365 nacimientos ocurridos en este año, 25 fueron bajo peso al nacer, llegando a un índice de bajo peso al nacer de 6,8, por encima del índice provincial y nacional.

A partir de esta situación problémica se plantea el siguiente problema científico:

¿Cómo se desarrolla la atención a gestantes que aportaron recién nacidos con bajo peso en el municipio de Santo Domingo en el periodo del 2020 al 2022?

Objetivo:

✓ Describir los factores clínico-epidemiológicos y de servicio en las gestantes con aporte de bajo peso al nacer en el municipio de Santo Domingo en el período 2020- 2022.

Marco teórico conceptual

La satisfacción de las necesidades nutricionales de las mujeres embarazadas se ha convertido con el tiempo en una prioridad de salud pública para muchos países. [15] La frecuencia con la que ocurre el BPN puede considerarse un indicador general del estado de salud de una población, por cuanto dicha frecuencia es sensible tanto a las condiciones socioeconómicas adversas dentro de las cuales se inserta, y se desenvuelve, la madre; como el estado y funcionamiento de los sistemas locales de salud. Se ha reportado la influencia del bajo peso al nacer (BPN) tanto en las tasas de supervivencia y desarrollo de la infancia, y se ha enfatizado que para alcanzar tasas de mortalidad infantil inferiores a las actuales es indispensable reducir la ocurrencia del BPN.[16]

El bajo peso al nacer ha sido considerado un enigma no resuelto para la ciencia, a pesar de los innumerables esfuerzos realizados por profesionales del sector sanitario, encaminados a garantizar el nacimiento de niños sanos y minimizar todos los riesgos de morbilidad en la primera infancia. [17, 18]

El estudio sobre el bajo peso al nacer adquiere pertinencia social, puesto que se reconoce como el índice más importante para estimar la posibilidad del recién nacido de sobrevivir y presentar un crecimiento sano. De hecho, esta condición determina más de 75 % de la mortalidad perinatal.[19, 20]

El recién nacido de alto riesgo es el que puede morir o desarrollar una deficiencia física, intelectual o social, capaz de interferir en su crecimiento y desarrollo normal. Los niños con mayor riesgo de presentar complicaciones a corto y a largo plazo son los que tienen menor peso y edad gestacional, por lo cual conocer estos parámetros con precisión es fundamental para evaluar: maduración orgánica, diagnóstico, tratamiento, estado nutricional y probabilidad de supervivencia.

Los recién nacidos se clasifican considerando: la edad gestacional, peso al nacer y correlación del peso con la edad gestacional.

Según la edad gestacional:

- ✓ Pretérmino: menor que 37 semanas.
- ✓ A término: entre 37 y hasta 41 semanas con 6 días.
- ✓ Postérmino: 42 semanas y más.

Los menores de 37 semanas se consideran prematuros extremos, cuando tienen menos de 28 semanas de gestación.

Según el peso al nacer:

- ✓ Normopeso: peso al nacer entre 2 500 y menos que 4 000 g.
- ✓ Bajo peso: peso al nacer menor que 2 500 g.
- ✓ Gran peso o macrosómico: 4 000 g y más.

Los recién nacidos con bajo peso al nacer, además, se clasifican en:

- ✓ Muy bajo peso al nacer (menor que 1 500 g).
- ✓ Bajo peso extremo (menor que 1 000 g).

Según el estado nutricional:

- ✓ Adecuado para la edad gestacional (entre 10 y 90 percentil).
- ✓ Pequeño para la edad gestacional (por debajo del percentil 10).
- ✓ Grande para la edad gestacional (por encima del 90 percentil).

Por debajo del percentil 3, se considera una restricción del crecimiento intrauterino severo y por encima del 97 percentil, un crecimiento intrauterino acelerado.[21]

Es innegable la influencia que el peso al nacer tiene sobre las futuras generaciones, por lo que debe constituir un aspecto primordial de los esfuerzos que el médico y la enfermera de la familia deben desarrollar en su prevención.[16]

El peso de un niño al nacer es la condición más importante en la posibilidad de sobrevida, puesto que por debajo de 2 500 gramos suele causar la muerte de muchos menores de un año y repercutir en su calidad de vida futura; sin embargo, el número de defunciones aumenta en los países en desarrollo, donde no siempre se realiza la estimación ponderal al nacimiento. Se considera que la mortalidad durante el primer el año de vida es 14 veces mayor en los niños con bajo peso que en los niños que nacen con un peso normal a término.

El bajo peso al nacer es un elemento de suma importancia en el estado de salud de la población, constituye uno de los principales problemas obstétricos actuales, pues está relacionado con más de 75 % de la mortalidad perinatal, así como en la supervivencia y el desarrollo de la infancia.[22] El peso al nacer es el determinante más importante de las posibilidades de un recién nacido de experimentar un crecimiento y desarrollo satisfactorios; por eso, en la actualidad la tasa de recién nacidos con bajo peso se considera como un indicador general de salud. [16, 22]

Es considerado un problema de salud a escala mundial, no solo porque representa un indicador de morbilidad infantil, sino porque es un importante predictor del desarrollo y crecimiento postnatal. Es definido por la Organización Mundial de la Salud (OMS) como el peso inferior a los 2500g independientemente de la edad gestacional o de la gestante, y sobre el que influyen una serie de factores socioeconómicos y clínico-bilógicos que pueden ser modificables. [16, 17, 18]

Evolución histórica del concepto "Bajo peso al nacer"

Fue en 1919 cuando se realizó por primera vez una clasificación de los recién nacidos según el peso al nacer.9 Como consecuencia de ello, los nacidos con un peso < 2,500 gramos fueron llamados "prematuros". En 1947 se señaló que algunos recién nacidos tenían un bajo peso al nacer debido a retrasos del crecimiento intrauterino, razón por la cual deberían distinguirse de aquellos en los que la afectación del peso al nacer respondería al acortamiento de la gestación.10 No fue hasta 1960 en que los expertos de la OMS recomendaron que la edad gestacional (EG) fuera incluida dentro de la definición del BPN, y que se reservara el término "prematuro" para los niños nacidos antes de las 37 semanas de gestación, mientras que el término "bajo peso" se empleara en todos los niños nacidos con menos de 2,500 gramos sin tener en cuenta la edad gestacional.

La definición de "prematuro" recomendada por la *World Health Assembly* (1948) y el *Expert Group on Prematurity* de la OMS (1950)12 fue reemplazada en los años siguientes por el término "recién nacidos de bajo peso al nacer" (OMS, 1961) y se aplicó a cualquier niño que pesara al nacer 2,500 g (o menos). En el II Congreso Europeo de Medicina Perinatal (celebrado en 1970 en la ciudad de Londres), se decidió que el peso al nacimiento debiera relacionarse con la edad gestacional, y que los niños nacidos antes de las 37 semanas completas de gestación deberían ser llamados "pretérminos".

En la actualidad, la OMS considera como "prematuro" a todo recién nacido cuyo peso sea inferior a 2,500 g, sin hacer referencia a la edad gestacional, porque no siempre se puede obtener la fecha de gestación con exactitud, sobre todo cuando se tiene un inadecuado nivel cultural de la población-diana o débiles sistemas locales de registros médicos. No obstante, la definición del BPN según el peso del recién nacido no es del todo satisfactoria, por cuanto no considera otros factores que puedan estar relacionados con la madurez fetal. Por lo tanto, los niños nacidos con bajo peso se podrían dividir en dos grupos diferentes, a saber: los RN "pretérmino" como aquellos nacidos antes de las 37 semanas de gestación; y los RN "a término" con un peso menor de los 2,500 g.

Por su parte, el American College of Obstetricians and Gynecologists ha sugerido que la denominación "pretérmino" debe aplicarse a los recién nacidos cuyo peso esté comprendido entre 1,000 y 2,500 g con una edad gestacional < 37 semanas, mientras que "bajo peso al nacer" debería reservarse para todo recién nacido con un edad gestacional de 37 semanas (o más) con un peso < 2,500 g.

Apelando a otros criterios adicionales, los niños con BPN podrían subdividirse ulteriormente en varios subgrupos, a saber: los recién nacidos de corto término, pretérmino, o inmaduros propios; los niños con un crecimiento intrauterino retardado (también denominados como "pequeños para la edad gestacional"), la nutrición fetal inadecuada, el pseudoparto pretérmino, la dismadurez, y el distrés fetal crónico. Adicionalmente, Butler y Bonham (1963) han introducido el término "embarazo acortado" para gestaciones menores de 37 semanas. Como es natural, estos subgrupos de niños pueden solaparse unos sobre otros. También se pueden encontrar en la práctica asistencial niños recién nacidos que no pueden ser clasificados de forma adecuada ni exhaustiva debido a información incompleta. No es menos cierto que en muchos casos no se puede encontrar una causa definitiva del BPN y/o la prematuridad. Con el avance en estudios se ha logrado una mejor asistencia, y la literatura ha reportado casos de 509 gramos y 390 gramos que han sobrevivido.[16, 23]

Epidemiología del bajo peso al nacer

Se estima que en el mundo entero nacen alrededor de 20 millones de niños con BPN. Esta cifra representa el 17.0 % de los nacimientos que ocurren anualmente. Los recién nacidos con BPN determinan el 60.0% de la mortalidad neonatal, y cerca del 4.0% de la infantil. El BPN es el factor más importante asociado con las más de 5 millones de defunciones neonatales que ocurren cada año en el mundo.

El BPN puede tener una distribución desigual en el mundo: reflejo de las diferencias de todo tipo acumuladas entre los países del Primer Mundo industrializado y los que hoy se sitúan en la periferia de los mismos. El índice del BPN podría ser del 7.0 % en los países desarrollados, pero del 19.0 % en aquellos en vías de desarrollo. De hecho, más del 95.0 % de los niños BPN nacen en el Tercer Mundo.

Dentro de los propios países en desarrollo, el índice del BPN puede variar de región a región. En el África subsahariana este índice alcanza el 12.0%, mientras que en el Oriente medio es del 11.0%. El Asia meridional tiene la incidencia más alta del IBPN, con el 25.0% de todos los recién nacidos. En el Asia Oriental y los países dela cuenca del Pacífico el IBPN alcanza su cota más baja, con un 8.0%. Se ha de hacer notar que la India registra cerca del 40.0% de todos los nacimientos con bajo peso del mundo en desarrollo.

El BPN en la América Latina es del 8.0 %. República Dominicana, Honduras, Guatemala y Puerto Rico exhiben los estimados superiores de este índice. En contraste, Chile, Paraguay, México, Cuba y Bolivia muestran los valores menores, incluso por debajo de la media estimada globalmente.[16, 24]

El neonato con bajo peso al nacer cuenta con marcados antecedentes de condiciones intrauterinas adversas de índole materna, fetal o placentaria que interfieren en su desarrollo y crecimiento. El grado de afectación está en consonancia con el trimestre del embarazo en que estas inciden y pueden dar lugar a un Crecimiento Intrauterino Retardado (CIUR). Este se caracteriza por un retraso del crecimiento fetal para alcanzar las medidas antropométricas esperadas para su edad gestacional.

En el CIUR se evidencia un peso por debajo del percentil 10 (límite inferior de peso) de las curvas de crecimiento fetal y tiene una incidencia del 4 % al 15 % de los embarazos. En cambio, el bajo peso al nacer se estratifica en tres grupos que difieren según el grado de morbilidad y mortalidad. Todos los neonatos con un peso inferior a 2500g se clasifican como bajo peso, sin embargo, aquellos con un peso inferior a 1500g como muy bajo peso y por debajo de los 1000g como extremo bajo peso. [17, 25]

Se denomina restricción del crecimiento intrauterino (RCIU) al fallo del feto en alcanzar su potencial intrínseco de crecimiento. [23] Se considera que existe ésta cuando hay un déficit general del crecimiento fetal y el peso de éste es inferior al 10° percentil para la edad gestacional dada, está asociado alteraciones del flujo cerebro-umbilical o de las arterias uterinas.

La RCIU está asociado a elevada morbimortalidad neonatal y la misma se eleva cuando se asocia a la prematuridad, la necesidad de reducir las interrupciones de gestación en edades gestacionales muy cerca del límite de la Periviabilidad (28 semanas) y poder adoptar una conducta expectante con vista a que la extracción sea de acuerdo con las supervivencia de los servicios de neonatología, es necesario actualizar nuestros conceptos de manejo de esta entidad.[26]

No se puede separar el estudio del BPN y la prematuridad, a continuación, se exponen las consideraciones de Rigol y Santisteban en el texto Obstetricia y Ginecología.

En el XXI Congreso Europeo de Medicina Perinatal (Londres, 1970), se decidió que el peso al nacimiento debiera relacionarse con la edad gestacional y que los niños nacidos antes de las 37 semanas completas de gestación deberían llamarse neonatos pretérmino. Esto, por tanto, divide a los recién nacidos de bajo peso en dos grupos:

- ✓ Recién nacidos pretérmino.

- ✓ Recién nacidos a término con peso inferior a 2 500 g.

El American College of Obstetricians and Gineco- logists sugiere que el término pretérmino debe aplicarse a recién nacidos cuyo peso esté comprendido entre 1000-2500 g con edad gestacional inferior a 37 semanas y que el término bajo peso a término debe aplicarse a todo recién nacido con edad gestacional de 37 semanas o más y peso inferior a 2 500 g.

Usando criterios adicionales, los neonatos de bajo peso podrían subdividirse en los grupos siguientes:

- ✓ Recién nacidos de corto término, pretérmino o inmaduros propios.

- ✓ Neonatos con crecimiento retardado: pequeños para la edad gestacional, mala nutrición fetal, seudoparto pretérmino, dismadurez y distrés fetal crónico.

- ✓ Combinación de los grupos anteriores.

- ✓ Recién nacidos no clasificados adecuadamente por información incompleta.

Por otra parte, Butler y Bonham, para un periodo de gestación más corto que el normal, introducen el término embarazo acortado.

Debemos recordar que las características neurológicas de estos recién nacidos están determinadas por su edad gestacional, y las causas más frecuentes de muerte son el distrés respiratorio, atelectasia con membrana hialina, así como la hemorragia interventricular; mientras que en los recién nacidos a término con peso inferior a 2 500 g, las causas más frecuentes de muerte las constituyen la hemorragia pulmonar, la neumonía y la hipoglucemia neonatal. Cosgrove señala que, en estudios realizados en California, el 8,5 % de los pretérmino presentó posteriormente daño cerebral.[27]

La etiopatogenia del parto pretérmino es compleja y multifactorial, y pueden intervenir de forma simultánea factores inflamatorios, isquémicos inmunológicos, mecánicos y hormonales.

Hasta la actualidad se han probado algunas estrategias para su prevención, entre estas el uso del pesario cervical en las pacientes consideradas con riesgo, sus posibles ventajas están dadas por su fácil inserción y retiro, mínimos efectos indeseables, buena tolerancia por las usuarias y bajo costo comparado con otras alternativas terapéuticas.

Desde el 2013 se aprobó la introducción del uso de la progesterona de depósito en Cuba, para la profilaxis del parto pretérmino en embarazos simples, tanto en pacientes con el antecedente de parto pretérmino como el hallazgo en la ecografía del segundo trimestre (transvaginal) de una longitud del cérvix menor que 25 mm. A la luz de los conocimientos actuales y basado en la evidencia científica, que plantea que con esta presentación del medicamento no se ha demostrado beneficio en lograr disminuir la incidencia de parto prematuro y de morbilidad neonatal en la población de pacientes solo con cérvix corto, se ha decidido modificar esta indicación y solo usar la progesterona de depósito en las pacientes con antecedentes de parto pretérmino espontáneo anterior.

En las Guías de actuación en las afecciones obstétricas frecuentes, el colectivo de autores declara los factores de riesgo que deben identificarse e intervenir sobre los modificables desde el periodo preconcepcional.

Las condiciones o enfermedades de la madre o el feto asociadas al parto pretérmino pueden resumirse en:

✓ Enfermedad hipertensiva.

✓ Abrupto placentario.

✓ Placenta previa.

✓ Anemia.

✓ Polihidramnios.

✓ Enfermedades virales y febriles.

✓ Toxoplasmosis.

✓ Colestasis.

✓ Hepatitis.

✓ Sífilis.

✓ Infecciones urinarias.

✓ Leiomioma uterino.

✓ Defectos estructurales del útero, congénitos o adquiridos.

✓ Incompetencia cervical.

✓ Diabetes mellitus.

✓ Nefropatías.

✓ Cardiopatías.

✓ Enfermedad de la glándula tiroides.

✓ Rotura prematura de membranas ovulares.

✓ Corioamnionitis.

✓ Dispositivos intrauterinos.

✓ Cirugías abdominales.

En el 50 % de los partos pretérmino no se conoce la causa. En más de la mitad de estos se supone que sea por una infección.

Entre los factores más relevantes se hallan:

✓ Partos pretérmino espontáneos anteriores. Si es menos de 35 semanas: un parto, riesgo de 15 %, dos partos 41 % de riesgo y si antecedente de tres partos 67 % de riesgo. Si es menos de 28 semanas el riesgo se multiplica por 10.

✓ La anemia incrementa el riesgo por 2.

✓ Edades extremas el riesgo se multiplica por 10.

✓ Primiparidad precoz.

✓ Baja talla.

✓ Malas condiciones socioeconómicas.

✓ Hábito de fumar. Dejar de fumar reduce en 20 % el riesgo.

✓ Periodos intergénesicos cortos.

✓ Abortos espontáneos previos, principalmente en el segundo trimestre.

✓ Abortos inducidos previos.

El embarazo gemelar es responsable de más de 10 % de los nacidos pretérmino.

También ocurren partos pretérmino inducidos o programados porque se considera en peligro la vida del feto o de la madre o de ambos. En algunas ocasiones puede ser de naturaleza iatrogénica como puede ocurrir en gestantes con cesárea anterior y edad gestacional no bien confirmada.[28]

El BPN es consecuencia del crecimiento intrauterino inadecuado, de un período gestacional demasiado corto o de la combinación de ambas alteraciones. Cabe esperar que los factores relacionados representen una confluencia de las causas básicas del parto pretérmino y del retardo en el crecimiento intrauterino. Pese a los continuos adelantos médicos, el conocimiento de las causas de estos trastornos es parcial. Aunque muchos de los factores de riesgo conocidos solo pueden considerarse marcadores de los orígenes verdaderos y subyacentes, resultan ser muy útiles para identificar grupos de riesgo en la población.[29]

"Existen múltiples factores que condicionan el peso al nacer, entre los que se encuentran el inadecuado acceso a los servicios de salud, el estado nutricional y de salud —antes y durante la gestación—, aspectos psicológicos, las condiciones económicas y sociales, bajo peso pregestacional, inadecuada ganancia de peso, ya sea por déficit o por exceso, déficit de micronutrientes antes y durante la gestación, inadecuado acceso y/o disponibilidad de alimentos, edad gestacional menor a 37 semanas, presencia de enfermedades como, anemia, hipertensión arterial, infecciones urinarias, diabetes gestacional, que condicionan el crecimiento intrauterino".

"Otros factores a considerar son de orden económico y social, como región o área de residencia materna, el nivel educativo, el estado civil, la edad materna, régimen de seguridad al que esta pertenece e inseguridad alimentaria. En el caso de las adolescentes, se presenta mayor riesgo de recién nacido con bajo peso y peso insuficiente por aspectos como conductas de riesgo, en las que se incluye el consumo de alcohol, sustancias psicoactivas y el cigarrillo, inadecuados hábitos alimentarios, rechazo al embarazo y falta de redes de apoyo, por el contrario, las mayores de 35 años tienen el mayor riesgo de macrosomía".

Para diseñar estrategias integrales de prevención es necesario considerar que el bajo peso al nacer (BPN) es el resultado de múltiples procesos que van desde lo biológico hasta lo social. Los procesos que culminan con un niño de BPN se integran a partir de estímulos generados en el medio ambiente que activan —tanto en la madre como en el feto— respuestas potencialmente adaptativas.[30]

El BPN es consecuencia del crecimiento intrauterino inadecuado, de un período gestacional demasiado corto o de la combinación de ambas alteraciones. Cabe esperar que los factores relacionados representen una confluencia de las causas básicas del parto pretérmino y del retardo en el crecimiento intrauterino. Pese a los continuos adelantos médicos, el conocimiento de las causas de estos trastornos es parcial. Aunque muchos de los factores de riesgo conocidos solo pueden considerarse marcadores de los orígenes verdaderos y subyacentes, resultan ser muy útiles para identificar grupos de riesgo en la población.[29]

De acuerdo con la hipótesis de Barker, una noxa in útero puede provocar BPN, alterando la programación metabólica fetal lo que modifica la epigenética del individuo y es por lo tanto responsable a corto y largo plazo de un importante número de casos de sobrepeso, obesidad, diabetes e hipertensión entre otras. Estos trastornos actualmente son conocidos como enfermedades crónicas no trasmisibles del adulto (Barker, 2007; Casanello, et al, 2015). Es por esta razón que el estudio del BPN no ha perdido vigencia; los factores de riesgo perinatal para esta condición están claramente definidos, pero su grado de influencia puede ser heterogénea en las diferentes poblaciones estudiadas. En este contexto, la edad de la madre es un factor determinante, ya que, de manera universal, se identifican como embarazos de riesgo a las edades extremas: cuando la mujer es adolescente o cuando tiene más de 35 años. En el caso de la mujer adolescente con cuerpo aún en desarrollo puede existir una verdadera competencia por el crecimiento propio versus el de su hijo en formación. En el caso de una mujer de más de 35 años, puede existir un mayor número de comorbilidades como: diabetes gestacional o preexistente, además de la mayor incidencia de trastornos hipertensivos tanto crónicos como los propios del embarazo, y por el efecto de "envejecimiento" que sufren los óvulos, existe un mayor riesgo de engendrar hijos con cromosomopatías. [31]

El bajo peso al nacer se presenta en una amplia variedad de circunstancias y en una población heterogénea, por lo que identificar a las pacientes que tienen alto riesgo de tener un recién nacido con bajo peso al nacer en el atendimiento prenatal ofrece grandes ventajas al médico actuante, al poder modificar esos riesgos y lograr un recién nacido con buena salud y peso adecuado.[32]

Muchos han sido los trabajos realizados sobre el BPN y todos coinciden en que su causa es multifactorial, [33, 34] que es un problema de muy difícil solución y que su prevención primaria consiste en la identificación o corrección de los factores de riesgo.[34]

El recién nacido de bajo peso, constituye el producto de un hecho biológico, ocurrido como consecuencia de las influencias de factores socioculturales, biológicos y antecedentes gineco-obstétricos de la madre.[35, 36, 37]

El BPN es una condición multifactorial, se debe a la asociación de varios factores (biológicos: de la madre y fetales, socioeconómicos, ambientales y psicológicos), por lo que resulta difícil definir una única causa en su aparición. Las causas principales que reporta la literatura son: la edad materna, (mayores de 35 años de edad y las menores de 20), ganancia inadecuada de peso (GIP), período intergenésico corto, diabetes gestacional, infecciones urinarias y vaginales, las anemias, el embarazo gemelar, el nivel educacional materno, estado civil, embarazo en la adolescencia, ocupación, gestación no planeada, bajo peso en partos previos, multiparidad, enfermedades crónicas como la hipertensión arterial y la diabetes mellitus, intervalo intergenésico corto, poco aumento de peso, anemia, desnutrición materna (peso inferior a 100 lb, talla inferior a 150 cm), infecciones del feto, gestorragias de la segunda mitad, preclamsia, eclampsia, disfunciones de la placenta y sus membranas, infección materna, malformación congénita, hábito de fumar, exceso de stress, consumo de alcohol o sustancias tóxicas, factores ambientales, hipoxia hipobárica generada por la altura y las condiciones socioeconómicas negativas. [34- 40]

En la actualidad están bien definidos los factores de riesgo del bajo peso al nacer y algunos autores los dividen básicamente en cinco grupos: sociodemográficos maternos, riesgos preconcepcionales, riesgos en el embarazo actual, control prenatal inadecuado, riesgos ambientales y hábitos tóxicos.[39]

Otros autores establecen una asociación significativa entre edad materna, embarazo sin pareja estable, nivel escolar medio, tabaquismo como hábito tóxico, período intergenésico corto, parto pretérmino, patologías crónicas previas a la gestación como diabetes mellitus, hipertensión arterial y las afecciones asociadas al embarazo, con énfasis en las infecciones genitourinarias y la anemia nutricional y la ocurrencia del bajo peso al nacer.[41]

La prevención del BPN es una variable clave para la morbilidad fetal y neonatal que pronostica la supervivencia del neonato, su crecimiento, salud a largo plazo y desarrollo psicosocial. Por tanto, la prevención del BPN es uno de los pilares para el desarrollo de la salud reproductiva, y su disminución es una de las metas para reducir la mortalidad infantil.[34] Entonces, el Sistema Nacional de Salud cubano debe centrar su atención en las mujeres con alto riesgo, así como en los factores prenatales relacionados con su incidencia.[35,42]

Los principales factores de riesgo de BPN en Cuba son múltiples, los más frecuentes son el embarazo en la adolescencia (edad materna menor de 20 años) y las edades mayores a 35 años, la desnutrición materna, la ganancia insuficiente de peso durante la gestación, el hábito de fumar, los antecedentes de niños con bajo peso al nacer, las anemias, la enfermedad hipertensiva gestacional, el período intergenésico corto (PIC), la diabetes gestacional, la infección urinaria, las hemorragias transvaginales, y el embarazo gemelar entre otros.[4,16]

En las últimas décadas se ha reconocido la trascendental importancia que las condiciones pre-concepcionales y del cuidado pre- y post-natal ejercen sobre el desarrollo temprano del nuevo miembro de la sociedad, así como impactos en dicha etapa se manifiestan más tarde en la adultez. [39]

El control tardío generado por el deficiente acceso a los servicios de salud, marcado por las malas condiciones socio económicas y culturales en algunos países, que impiden en gran medida la captación temprana de la gestante, unido a factores de riesgo psicosociales como el estado civil, madres solteras, periodos intergenésico cortos o mayor de cuatro años ya que la madre puede considerarse primigesta implica riesgos de tener abortos, muertes neonatales, recién nacidos de bajo peso, prematuros y partos por cesárea.[33,43]

La gestación es un periodo crítico para la madre, debido a los diversos cambios físicos y también psicológicos que implican una reestructuración mental para el desarrollo de la identidad materna; y para el feto, que atraviesa cambios morfológicos y funcionales que se producen como consecuencia de la interacción entre el genoma fetal y el ambiente externo. Esta interacción puede verse afectada por el estrés psicológico, en la que los cambios propios del embarazo y las diversas situaciones o problemas que atraviesa la madre, tienen un rol importante en la alteración del desarrollo materno y fetal, debido a que puede generar un incremento en el riesgo de parto pretérmino, preeclampsia, diabetes gestacional, ruptura prematura de membranas y hemorragia posparto en la gestantes; y de prematuridad y bajo peso en el recién nacido (< 2 500 g).[44, 45]

De acuerdo a lo postulado por *Arranz* y otros, tras realizar una revisión de diversas investigaciones sobre esta temática, el estrés en la madre presenta una influencia sobre el peso del feto, especialmente en el segundo trimestre. Al respecto, existen vías fisiopatológicas propuestas para explicar este fenómeno, la primera, postula que el incremento de las concentraciones de cortisol en la gestante, permite el paso de esta hormona a través de la placenta, que genera una alteración en el sistema neuroendocrino fetal e inhibe su crecimiento. La segunda, considera que la liberación de catecolaminas en situaciones de estrés en el embarazo, repercute en la perfusión uterina, y como consecuencia disminuyen y limitan sustancialmente los aportes al feto.[46]

Corresponde mencionar algunas consideraciones importantes acerca de la restricción del crecimiento intrauterino (RCIU) como causa importante del BPN.

La definición más comúnmente empleada es la que considera como RCIU al recién nacido cuyo peso al nacer se encuentra por debajo del 10mo. percentil de una curva preestablecida, que relaciona peso y edad gestacional.[27]

Otros autores consideran restricción del crecimiento intrauterino al fallo del feto en alcanzar su potencial intrínseco de crecimiento. Se considera que esta existe, cuando hay un déficit general del crecimiento fetal y el peso de este inferior al percentil 10, según tablas prestablecidas para la edad gestacional dada. [11, 17, 47]

La Sociedad Internacional de Ultrasonido en Obstetricia y Ginecología (ISUOG) es una organización científica que fomenta la práctica clínica del ultrasonido y la docencia e investigación de alta calidad relacionada con el diagnóstico por imágenes en el cuidado de la salud de la mujer. Se dieron a la tarea de desarrollar Guías de Práctica y Declaraciones de Consenso, como también recomendaciones educativas que proporcionen a los profesionales de la salud un enfoque basado en el consenso de expertos, y plantean que a insuficiencia o disfunción útero-placentaria representa una de las causas más frecuentes de crecimiento anormal en un feto que por lo demás es normal.

El reconocimiento prenatal de la restricción del crecimiento fetal (RCF) es un factor importante a ser identificado en las estrategias destinadas a prevenir la mortalidad fetal, ya que hasta el 30% de los casos de mortalidad fetal se asocian a RCF o a fetos pequeños para la edad gestacional (PEG) a finales del tercer trimestre.[48]

La vida fetal es un período caracterizado por fases de proliferación celular rápida y diferenciación. La RCIU es el resultado de la disrupción de este proceso proliferativo normal. Puede ser simétrica, si la disrupción ocurre en un período temprano del embarazo y es global en todo el feto; o puede ser asimétrica, cuando el insulto ocurre más tarde y limita principalmente el crecimiento de la circunferencia abdominal. Los diferentes mecanismos etiológicos conducen a grados y patrones variables de restricción.

Los hallazgos de anatomía patológica en la examinación de la placenta son el sello distintivo para el diagnóstico de la verdadera RCIU frente a un feto constitucionalmente pequeño. Sin embargo, por razones obvias, no se cuenta con esta información durante el embarazo para ayudar al manejo. Entre las alteraciones placentarias asociadas a RCIU se encuentran: peso placentario bajo, necrosis decidual e infartos. Los cambios histológicos en las vellosidades placentarias, incluyendo madurez excesiva, edema velloso e infartos, son característicos de insuficiencia placentaria e hipoxia fetal resultante. Los depósitos intervellosos masivos de fibrina, o «infartos de la superficie materna», son lesiones de importancia particular debido a su asociación con altas tasas de compromiso fetal severo y óbito, con tendencia a recurrir en embarazos posteriores.[47]

Algunos factores maternos, placentarios y fetales pueden llevar al desarrollo de RCIU. Al revisar la bibliografía son vistos con diferentes enfoques según los autores.

Evans y colectivo de autores en Filadelfia consideran que entre los factores maternos se encuentran:

- ✓ Comorbilidades médicas: incluyendo hipertensión crónica, diabetes pregestacional, lupus, enfermedades cardiovasculares, disfunción tiroidea, síndrome nefrótico, hemoglobinopatías, síndrome de anticuerpos antifosfolípidos, condiciones pulmonares severas y deficiencias nutricionales graves.

- ✓ Medicamentos para el tratamiento de comorbilidades pueden incrementar el riesgo de RCIU: Antiepilépticos, Warfarina., Antagonistas de ácido fólico, Beta-bloqueadores (posiblemente).

- ✓ Altas dosis de radiación han mostrado causar RCIU simétrica.

✓ Hábitos sociales: Tabaquismo e ingesta excesiva de alcohol.

✓ Exposición a cocaína/anfetaminas y otras drogas.

✓ Deficiencias nutricionales maternas severas.

✓ Las pacientes con deficiencias nutricionales severas secundarias a escasos recursos, dieta extremadamente pobre o condiciones como hiperemesis gravídica severa se encuentran en riesgo de RCIU.

✓ Complicaciones obstétricas que predisponen a un embarazo a riesgo de RCIU: Preeclampsia.

✓ Tanto los cambios vasculares placentarios como el volumen intravascular materno comprometido contribuyen a RCIU.

✓ Embarazo múltiple: Hasta el 30% de los embarazos gemelares pueden tener RCIU en uno o ambos gemelos. Esto sobre todo en los monocoriónicos y específicamente en el contexto de un síndrome de transfusión feto-fetal.

✓ Sangrado transvaginal recurrente.

✓ Rotura prematura de membranas.

Factores de la placenta:

✓ Anomalías placentarias que se han asociado a riesgo de RCIU: Placenta previa, hemorragia subcoriónica, desprendimiento parcial/crónico, inserciones aberrantes del cordón umbilical.

Factores fetales:

✓ Anomalías en el cariotipo fetal, como trisomía 21, trisomía 18, trisomía 13 y triploidias, comúnmente cursan con RCIU significativo.

✓ Las malformaciones fetales mayores a menudo se asocian a menor crecimiento fetal.

- Los defectos de la pared abdominal, displasias esqueléticas y otras malformaciones interfieren con la habilidad para estimar con precisión el peso fetal en la ecografía, por lo que podrían no estar asociadas a restricción del crecimiento verdadero.

- Defectos del tubo neural, cardiopatías o tumores fetales se pueden asociar a RCIU, ya sea por incrementar las demandas del sistema cardiovascular fetal como por ser parte de algún síndrome fetal asociado a RCIU.

✓ Las infecciones congénitas son una causa relativamente infrecuente de RCIU, pero deben tenerse en consideración, especialmente cuando se encuentran otros marcadores de infección asociados.

- Infecciones víricas como citomegalovirus, parvovirus, rubéola y herpes simple se asocian a RCIU.

- Parásitos protozoarios como Toxoplasma gondii también causan RCIU.

El feto con restricción del crecimiento secundaria a insuficiencia uteroplacentaria con hipoxia se adapta a su medio ambiente a través de varios mecanismos:

✓ El metabolismo fetal cambia al sistema anaerobio, produciendo ácido láctico y alterando el estado ácido-base del feto.

✓ La policitemia compensatoria para mejorar el transporte de oxígeno a los tejidos puede llegar a ser tan pronunciada que paradójicamente puede disminuir la perfusión tisular.

✓ Los cambios cardiovasculares que redirigen el flujo sanguíneo hacia los órganos vitales, como el cerebro, corazón y las glándulas suprarrenales, ofrecen la oportunidad de cuantificar el grado de daño fetal.

✓ La disminución en la producción de orina es un cambio en los riñones fetales que lleva a una subsecuente disminución en el volumen de líquido amniótico.

✓ En última instancia, el feto se adapta al ambiente hipóxico e hipoglucémico mediante la conservación de la energía y cambios de conducta, que se evidencian en la prueba sin estrés y en el perfil biofísico.[47]

En Cuba se consideran, según Grupo nacional de ginecobstetricia, como factores de riesgo menores y mayores.

Factores de Riesgo Menores:

✓ Edad Materna > 35 años.

✓ Embarazo Único, Fertilización in Vitro (FIV).

✓ Nulípara.

✓ IMC< 18,8 Kg/m2.

✓ IMC > 28,6 Kg/m2.

✓ Fumador de 1 a 10 cigarrillos /día.

✓ Preclampsia Previa.

✓ Periodo Intergenésico < 6 meses.

✓ Periodo Intergenésico > 5 años.

✓ Condiciones socioeconómicos deficientes.

Factores de Riesgo Mayores:

✓ Edad Materna > 40 años.

✓ Fumadora de menos de 11 cigarrillos por día.

✓ Antecedentes Maternos de RCIU.

✓ Uso de Drogas.

✓ Antecedente de Fetal Tardía.

✓ HTA crónica.

✓ Diabetes con Enfermedad Vascular.

✓ Enfermedad Renal.

✓ Síndrome Antifosfolipídicos (SAF).

✓ Sangramiento parecido a la Menstruación. [17,28]

En general, el nacimiento de niños con bajo peso se corresponde con la edad gestacional pretérmino, y se asocia a procesos en los que existe incapacidad por parte del útero para retener el feto, interferencias con el embarazo, desprendimiento precoz de la placenta, o estímulos que produzcan contracciones uterinas precoces y efectivas. El retraso del crecimiento intrauterino se relaciona con procesos que interfieren con la circulación y eficacia de la placenta, con el desarrollo o crecimiento del feto, o con el estado general y nutritivo de la madre.[49]

El embarazo en la adolescencia y madres solteras se ha incrementado en los últimos años. De forma similar Aldevor Cordovez y su equipo reportaron un alto porcentaje de gestantes solteras (51,8 %). [50] Las que tienen mayor probabilidad de tener un producto con crecimiento inadecuado son las menores de 17 años de edad o las mayores de 35, mientras que tienen mayor riesgo, las mujeres que enfrentan la maternidad soltera, las multíparas y las que tienen un período intergenésico corto.[6]

La procreación en la adolescencia está profundamente arraigada en las culturas latinoamericanas y caribeñas, tal como ocurre en muchas otras partes del mundo. El matrimonio y la procreación a menudo se consideran como los acontecimientos capitales en la vida de una mujer joven. Pero las repercusiones médicas, económicas y psicológicas de la procreación prematura pueden ser considerables, especialmente para las mujeres que no están casadas.[51, 52]

En estudio realizado en La Habana el embarazo en la adolescencia predominó en el grupo con edades comprendidas entre 17 y 19 años. En su mayoría con un nivel educacional vencido de Preuniversitario, que luego de embarazarse quedaron solteras. Más de la mitad iniciaron las primeras relaciones sexuales en la adolescencia media, y casi la totalidad con más de tres parejas sexuales. Muy pocas se protegían con algún método anticonceptivo y sobresalieron en el estudio aquellas cuyas familias eran moderadamente funcionales. Prevaleció la sepsis vaginal y la anemia como patologías asociadas al embarazo.[52]

Se describe mayor morbilidad en la gestación de la adolescente, en tanto, de forma reducida, se puede clasificar por períodos de la gestación. En la primera mitad se destacan el aborto, la anemia, las infecciones urinarias y la bacteriuria asintomática; en la segunda mitad los cuadros hipertensivos, las hemorragias asociadas con afecciones placentarias, la escasa ganancia de peso con malnutrición materna asociada, síntomas de parto prematuro (contractilidad anormal) y la rotura prematura de las membranas ovulares.[53]

En el período del parto los problemas más frecuentes son las alteraciones en la presentación y en la posición del feto, que se relacionan con un desarrollo incompleto de la pelvis materna; lo que determina una incapacidad del canal del parto para permitir el paso del feto; estas distocias provocan aumento de los partos operatorios (fórceps y cesáreas).[53]

En el producto de la concepción prevalecen el bajo peso al nacer, tanto por prematuridad como por deficiente desarrollo para la edad gestacional; por ende, es un recién nacido propenso a presentar sepsis y otras enfermedades, que constituyen un alto riesgo y se convierten en un problema biológico y social. Se ha confirmado que la mortalidad infantil en este grupo duplica o triplica la de los neonatos de madres mayores de 20 años.[53]

El embarazo en la adolescencia se asocia con algunos peligros médicos, como son: escaso y tardío control prenatal, incremento del aborto, mayor número de dificultades en el parto (cesáreas y fórceps), multiparidad precoz, mayor mortalidad materna, infantil y fetal, y mayor número de complicaciones (elevación de la presión arterial, anemia, enfermedades que se transmiten por medio del contacto sexual y malnutrición).

El embarazo en la adolescencia, además de constituir un riesgo médico elevado, lleva aparejado dificultades socioeconómicas y emocionales para la madre y su hijo, lo que se conoce como el "Síndrome del fracaso". Por tanto, es la etapa que puede determinar el sentido de la vida y el bienestar futuro.[54]

El bajo peso en el neonato, es considerado un problema de salud pública en el mundo, no solo debido a su extensión, sino también a las complicaciones a corto plazo en los diferentes órganos o sistemas, y a largo plazo en el transcurso de su desarrollo.[46]

La Organización de las Naciones Unidas, (ONU, 2019), ha manifestado que los niños con bajo peso al nacer "tienen mayor riesgo de presentar un retraso en el crecimiento y sufrir más tarde problemas de salud, y afecciones crónicas como la diabetes y las enfermedades cardiovasculares"

En torno a esto, los nuevos análisis llevados a cabo en la Escuela de Higiene y Medicina Tropical de Londres (LSHTM), señalan "la urgente necesidad de una mayor inversión y acción para acelerar el progreso, lo que sería posible a través de la comprensión y el

abordaje de los factores clave que generan el bajo peso al nacer a lo largo de la vida".
(ONU, 2019).

La Organisation for Economic Cooperation and Development (OECD, 2020), considera
que "la atención prenatal puede ayudar a las mujeres a prepararse para el parto y a
comprender las señales de advertencia durante el embarazo y el parto." Adicionalmente,
este organismo dice que; una mayor cobertura de la atención prenatal se asocia con un
mayor peso al nacer en los países de América Latina y el Caribe (ALC), lo que sugiere
la importancia que tiene la atención prenatal sobre el estado de salud infantil en todos
los países.

(Garcia, 2012) plantea que la repercusión negativa del bajo peso se extiende
habitualmente más allá del periodo perinatal, de la niñez y puede llegar hasta la edad
adulta. Destacando además que el bajo peso incide en el desarrollo integral en las
diferentes etapas de crecimiento del ser humano. A este respecto, muchos de los efectos
posteriores que se desarrollan en el ámbito postnatal, se evidencian en retardo en el
crecimiento y desarrollo, retardo en las habilidades motrices, problemas de aprendizaje,
mayor incidencia a sufrir alteraciones del sistema inmunológico y dificultad en su
adaptación al medio.[55]

Preocupa el hecho de que los componentes clínicos de los diagnósticos, a saber, el
interrogatorio, el examen físico y el razonamiento clínico en la atención primaria de
salud han cedido cada vez más espacio a los exámenes complementarios al tornarse una
medicina tecnicista. En el caso del bajo peso al nacer, pronosticar su probabilidad puede
ser complejo sobre todo, cuando se pronostica a partir de variables maternas las cuales
no se pueden modificar.[32]

Con la introducción de tecnología predictoras y diagnósticas como lo son, la
Flujometría Doppler que permite unido a los factores de riesgo identificar el grupo de
gestante con elevado riesgo y someterlas acciones de vigilancia que permitan la

identificación precoz de esta patología y una vez en la atención secundaria aplicando los conocimientos de hemodinamia fetal y de las pruebas de bienestar fetal , así como intervenciones que permiten mejorar los resultados perinatales como los inductores de la maduración pulmonar y la neuroprotección fetal lograr adoptar conductas conservadoras que permitan la extracción fetal antes que se deteriore su estado pero a una edad gestacional de mayor seguridad.[28]

La prevención del BPN es una de las prioridades en la salud pública de todos los países y en el territorio, por su frecuente incidencia y por el impacto que tiene en la salud materno-infantil.[56, 57]

El BPN no deja de constituir un problema de salud territorial del que todos debemos preocuparnos. Además de considerarse una morbilidad importante que influye en la mortalidad infantil precoz, es causa de múltiples trastornos en el desarrollo del niño. Es por esto que nos motivamos a profundizar en el estudio de la atención que se les brinda a las gestantes para evaluar aquellas causas o condiciones que propician la aparición de un neonato bajo peso a pesar de todas las atenciones que se les brinda a las gestantes en la APS.

Metodología

Se realizó un estudio descriptivo y retrospectivo de la atención a gestantes que aportaron recién nacidos vivos con bajo peso en el municipio de Santo Domingo en el período 2020- 2022, la muestra quedó constituida por 25 gestantes que presentaron recién nacido vivo bajo peso en este período que presentaban toda la documentación requerida para el estudio, se excluyeron del mismo las gestantes que tuvieron embarazo múltiple y aquellas que a pesar de tener recién nacido vivo con bajo peso en el momento del parto y posterior a él no se encontraban en el municipio y la documentación requerida para la investigación no estuvo completa.

<u>Obtención de los datos:</u>

Se solicitó autorización de la Dirección Municipal de Salud (ANEXO 1) para la realización de la investigación, además el Aval del Comité de Ética de la Investigación, del Consejo Científico. La información fue tratada con la debida confidencialidad, sin poner en riesgo la integridad de las pacientes, los resultados obtenidos se presentaron a los directivos de la institución. En la información trabajada se consideraron los aspectos éticos de la investigación y se evitó todo daño a terceros. Se realizó una guía de revisión de historias clínicas de las gestantes que tuvieron BPN (ANEXO 2), revisión documental del registro de nacidos vivos, registros estadísticos de bajo peso al nacer, las historias clínicas obstétricas, las historias clínicas de los neonatos con bajo peso al nacer y las actas de discusión de bajo peso al nacer municipal. También se tuvieron en cuenta las actividades del Plan de Superación para profesionales y registros de recursos humanos, además se confeccionó una guía de revisión de actas de reuniones de Grupo Básico de Trabajo y Reuniones Técnicas de PAMI para la evaluación de los datos correspondientes al componente estructura en el consultorio del médico y la enfermera de la familia acerca de los recursos materiales necesarios y características del local. (ANEXO 3).

<u>Para el procesamiento y análisis de los datos obtenidos:</u>

Se calcularon indicadores y medidas de resumen: índices y proporciones. El método teórico utilizado para esta investigación fue el Modelo de Donabedian[58] con enfoque sistémico en sus tres dimensiones: estructura, proceso y resultados. Para el análisis de la información y la elaboración de criterios, indicadores y estándares, la técnica que se utilizó fue la de grupos focales[59] con la participación del grupo de expertos para validar estos aspectos del estudio, utilizando criterios empíricos y normativos. Se consideró grupo de expertos a los especialistas de más experiencia en Ginecología y Obstetricia, Pediatría, Medicina Interna y Medicina General Integral, así como los Asesores del Programa Materno Infantil en el municipio que tuvieran categoría docente y estuvieran mejor capacitados en los protocolos del programa. Cada criterio, empírico o normado, se evaluó según el cumplimiento de sus parámetros como suficiente o insuficiente, en dependencia del estándar establecido de cada una de las dimensiones estudiadas.

- Suficiente: el 90 % o más de los indicadores evaluados de suficiente.
- Insuficiente: menos del 90% evaluados de suficiente.

Se realizó procesamiento estadístico de los datos mediante el Software SPSS 20.0., expresándose en frecuencias absolutas y relativas y se evaluó la comparación de los porcentajes obtenidos con los estándares establecidos.

Variables operacionalizadas.

Variables clínico- epidemiológicas

Variable	Clasificación	Descripción	Escala de medición
Edad de la gestante en el momento del parto	Cuantitativa continua	Según años cumplidos en los datos obtenidos de la revisión de historia obstétrica	- ≤19 años. - 20-35 años. - ≥36 años.

Nivel de escolaridad	Cualitativa ordinal	Según nivel escolar terminado en los datos obtenidos de la revisión de historia obstétrica	- Primaria terminada - Secundaria terminada - Pre universitario terminado - Universidad terminada
Estado civil	Cualitativa nominal politómica	Según situación marital en los datos obtenidos de la revisión de historia obstétrica	- Casada - Soltera - Divorciada - Acompañada - Viuda
Ocupación	Cualitativa ordinal	Según actividad ocupacional que realiza en los datos obtenidos de la revisión de historia obstétrica	- Ama de casa - Estudiante - Trabajadora
Zona de residencia	Cualitativa nominal dicotómica	Se refiere a la zona de donde reside la gestante durante el embarazo, obtenida a través de la historia obstétrica	- Rural - Urbana
Evaluación nutricional	Cualitativa nominal politómica	Se obtiene a partir del valor del índice de masa corporal (IMC)en el momento de la captación obtenido de la revisión de historia obstétrica IMC=Peso(kg)/talla(m^2)	- Peso deficiente: IMC $\leq 18,8$ Kg/m^2 - Peso adecuado:>18.8 Kg/m^2 a < 25.6 Kg/m^2 - Sobre peso:$\geq$ 25.6 Kg/m^2 a < 28.6 Kg/m^2 Obesidad:$\geq$ 28.6 Kg/m^2
Ganancia de	Cualitativa	Ganancia de peso	- Adecuada:

| peso materno | nominal dicotómica | materno en Kg desde la captación al término del embarazo según la evaluación nutricional | según clasificación de evaluación nutricional en el momento de la captación; las clasificadas con peso deficiente: ganancia en Kg entre 9,45-11,33 las clasificadas con peso adecuado: ganancia en Kg entre 8,64-10,52, las sobre peso: ganancia en Kg entre 7,56- 9,44 y la obesa: ganancia entre 5,40- 7,55
- Inadecuada: cuando la ganancia de peso en kg no esté en el rango de ganancia adecuado según clasificación. |
| Talla materna en cm. | Cualitativa nominal dicotómica | Resultado de la medición de la estatura en cm en el momento de la captación. | - Baja talla materna: estatura en cm en la captación menor de 150 cm.
- Talla materna normal: estatura en la captación de 150cm o más. |

Amenaza de aborto	Cualitativa nominal dicotómica	Según la presencia de amenaza de aborto independientemente del trimestre obtenido de la revisión de historia obstétrica	- Sí - No
Periodo intergenésico (PI)	Cualitativa dicotómica nominal	Período entre una gestación y la siguiente. Tiempo transcurrido desde el parto o el aborto anterior al embarazo actual.	- PI corto: se considera si el tiempo transcurrido desde el parto o aborto anterior al embarazo actual menor es menor de 6 meses para el riesgo de bajo peso. - PI largo: se considera si el tiempo transcurrido mayor de 5 años.
Antecedentes de enfermedades crónicas	Cualitativa politómica nominal	Se refiere a la presencia de antecedentes de afecciones crónicas previas al embarazo	- Hipertensión Arterial - Asma Bronquial - Diabetes Mellitus - Otras
Enfermedades asociadas al embarazo	Cualitativa politómica nominal	Se refiere a la presencia de afecciones que aparecen durante la gestación	- Hipertensión arterial crónica con pre eclampsia – eclampsia sobre añadida, pre eclampsia-

			eclampsia y/o hipertensión transitoria o tardía. - Diabetes Mellitus Gestacional. - Infección del tracto urinario. - Infección vaginal. - Anemia. - Otras.
Edad gestacional a la captación	Cuantitativa continua	Tiempo transcurrido desde la fecha de la última menstruación hasta el momento que se diagnostica el embarazo e inicia la atención prenatal	- Precoz: hasta las 11,6 semanas - Intermedia: de 12 a 21,6 semanas - Tardía: a partir de las 22 semanas[11]
Edad gestacional al parto	Cualitativa politómica ordinal	Se refiere a la edad gestacional en el momento del parto	- Pretérmino (menos de 37 semanas). - A término (entre 37 semanas y 41.6 semanas) - Postérmino (mayor de 42 semanas)
Clasificación del bajo peso al nacer	Cualitativa politómica ordinal	Peso en gramos (g) del neonato al nacer	- Bajo peso extremo: menor que 1 000 g. - Muy bajo peso: neonatos menores de 1500 g. - Bajo peso: neonatos entre

			1500 g y 2500 g.
Factores de riesgo	Cualitativa dicotómica nominal	Se consideran los factores de riesgo establecidos en la literatura que estén presentes o no, según la información obtenida de la historia obstétrica	- Condición socioeconómica deficiente: se considera cuando el percápita familiar no satisface completamente las necesidades fundamentales, en este caso de la gestante - Riesgo social: se considera cuando las condiciones sociales en las que se desarrolla el embarazo constituyan riesgo para el mismo y la gestante. - Hábitos tóxicos: .Tabaquismo: se refiere al consumo de cigarrillos durante el embarazo independientemente de la cantidad. .Alcoholismo: se refiere al consumo de alcohol durante el embarazo independientemente de

			la cantidad.
			.Ingestión de sustancias psicoestimulantes: se refiere al consumo de café o algún tipo de droga durante el embarazo independientemente de la cantidad.
			- Antecedentes de bajo peso al nacer - Anemia - Infección vaginal - Infección del tracto urinario - Hipertensión arterial crónica con pre eclampsia – eclampsia sobre añadida, pre eclampsia-eclampsia y/o hipertensión transitoria o tardía.

Componente Estructura					
Dimensiones	Criterios	Definición	Escala de valores	Indicador	Estándar
Disponibilidad de recursos	Cobertura de enfermeras	Se refiere a la cobertura	Suficiente: una enfermera en	No. De CMF con	100%

humanos		(real) de enfermeras en los CMF	cada consultorio	enfermeras laborando durante todo el embarazo en estudio /Total de CMF en estudio *100	
			Insuficiente: cuando a pesar de estar asignada por plantilla no esté realmente la enfermera o un suplente en algún momento del desarrollo de la gestación.		
	Cobertura de médicos MGI	Se refiere a la cobertura (real) de médicos MGI en los CMF	Suficiente: un médico MGI en cada CMF	No. De CMF con médico MGI laborando durante todo el embarazo en estudio /Total de CMF en estudio *100	100%
			Insuficiente: cuando a pesar de estar asignado por plantilla no esté un médico MGI en algún momento del desarrollo de la gestación.		
	Cobertura del especialista en Ginecobste-tricia	Se refiere a la cobertura (real) de especialista en Ginecobste-tricia del GBT que asista a los	Suficiente: un Ginecobstetra de GBT que asista a cada gestante en los CMF	No. De CMF con Ginecobstetra laborando durante todo el embarazo en	100%
			Insuficiente: cuando el Ginecobstetra a pesar de estar en		

		CMF	plantilla de GBT no asista al CMF para la atención a gestantes.	estudio /Total de CMF en estudio *100	
	Cobertura de médicos certificados en US en el municipio	Se refiere a la cobertura de al menos un médico certificado en US para la atención a gestantes.	Suficiente: un médico certificado en US para la atención a gestantes. Insuficiente: cuando no exista en el municipio un médico certificado en US para la atención a gestantes.	No. De médicos certificad os en US en el municipi o durante todo el embarazo en estudio /1*100	
Disponibilid ad de recursos materiales	Cobertura de Programa atención materno infantil y del protocolo de actuación ante madres con riesgo de bajo peso al nacer actualizado en APS	Se refiere a la existencia en las áreas de salud del municipio de la documentaci ón actualizada del programa de atención materno infantil y del protocolo de actuación ante madres con riesgo de bajo peso al nacer (en cualquier formato).	Suficiente: existencia del programa o protocolo en las áreas de salud Insuficiente: cuando no se evidencie existencia de programa o protocolo actualizado para la atención a gestantes en los CMF de la APS	No. De áreas de salud con programa actualizad o/No. Total de Áreas de salud * 100	100%

	Disponibilida d de esfigmomanó metro apto para el uso	Se refiere a la existencia en los CMF de esfigmomanó metro apto para el uso	Suficiente: disponible esfigmomanómet ro apto para uso	No. De CMF con esfigmom anómetro apto para el uso / No. Total de CMF * 100	100%
			Insuficiente: cuando no se encuentra disponible o no está apto para el uso esfigmomanómet ro para la atención a las gestantes en los CMF		
	Disponibilida d de pesa con tallímetro apto para el uso	Se refiere a la existencia en los CMF de pesa con tallímetro apto para el uso	Suficiente: disponible pesa con tallímetro apto para el uso	No. De CMF con pesa con tallímetro apto para el uso / No. Total de CMF * 100	100%
			Insuficiente: cuando no se encuentra disponible o no está apto para el uso la pesa con tallímetro para la atención a las gestantes en los CMF		
	Disponibilida d de fetoscopio	Se refiere a la existencia en los CMF de fetoscopio	Suficiente: existe fetoscopio	No. De CMF con fetoscopi o / No. Total de CMF * 100	100%
			Insuficiente: cuando no hay existencia de fetoscopio para la atención a las		

		Suficiente/Insuficiente		100%
		gestantes en los CMF		
Disponibilidad de cinta métrica apta para el uso	Se refiere a la existencia en los CMF de cinta métrica apta para el uso	Suficiente: existe cinta métrica apta para el uso	No. De CMF con cinta métrica apta para el uso / No. Total de CMF * 100	100%
		Insuficiente: cuando no hay existencia de cinta métrica apta para el uso para la atención a las gestantes en los CMF		
Disponibilidad de lámpara de cuello funcional	Se refiere a la existencia en los CMF de lámpara de cuello funcional	Suficiente: existe lámpara de cuello funcional	No. De CMF con lámpara de cuello funcional / No. Total de CMF * 100	100%
		Insuficiente: cuando no hay existencia de lámpara de cuello funcional para la atención a las gestantes en los CMF		
Disponibilidad de espéculo apto para el uso	Se refiere a la existencia en los CMF de espéculo apto para el uso	Suficiente: existe espéculo apto para el uso	No. De CMF con espéculo apto para el uso / No. Total de CMF * 100	100%
		Insuficiente: cuando no hay existencia de espéculo apto para el uso para la atención a las gestantes en los CMF		

	Característica s CMF aceptables	Se consideran que las característica s del CMF son aceptables cuando cumpla con los siguientes requisitos: local independient e, con iluminación natural y artificial que permita la lectura y escritura, con limpieza y organización, con privacidad y no aceptables cuando no cumple con alguno de los requisitos anteriores. (ANEXO 3)	Suficiente: cuando cumpla con las características de CMF aceptables	No. de CMF con caracterís ticas aceptable s /Total de CMF*10 0	100%
			Insuficiente: cuando no cumple con alguno de los requisitos de CMF aceptable (ANEXO 3) para la atención a las gestantes en los CMF		
	Cobertura de tecnología para realización de US Genético	Se refiere a la disponibilida d de equipo para la realización de US Genético a las gestantes estudiadas en el municipio	Suficiente: existe equipo para la realización de US Genético	Existenci a de equipos y tecnologí as para la realizació n de US genético /1*100	100%
			Insuficiente: cuando no existe equipo para la realización de		

		(independiente mente del lugar donde se encuentre).	US Genético para la atención a las gestantes		
	Cobertura de tecnología para la realización de Biometría con cálculo del peso fetal	Se refiere a la disponibilida d de la tecnología para la realización de Biometría con cálculo del peso fetal y percentil a las gestantes estudiadas en el municipio. (Independient emente del lugar donde se encuentre).	Suficiente: existe equipo para la realización de Biometría con cálculo del peso fetal	Existenci a de equipos y tecnologí as para la realizació n de biometría con cálculo de peso fetal/1 *100	100%
			Insuficiente: cuando no existe tecnología para la realización de Biometría con cálculo del peso fetal para la atención a las gestantes		

En el componente estructura se consideraron 2 dimensiones:

1. Disponibilidad de recursos Humanos con 4 criterios

2. Disponibilidad de recursos humanos con 10 criterios

La evaluación global del componente estructura se realizó:

Evaluación de la estructura	Indicador	Estándar
Adecuada	Número de indicadores que cumplieron el estándar fijado /Total de indicadores evaluados x 100	≥70 %
Inadecuada	Número de indicadores que no cumplieron el estándar fijado /Total de indicadores evaluados x 100	<70 %

Componente Proceso

Dimensiones	Criterios	Definición	Escala de valores	Indicador	Estándar
Calidad de la Atención de la gestante	Captación precoz a las gestantes que tuvieron BPN	Se considera captación precoz cuando la gestante que tuvo BPN haya sido captada antes de las 12 semanas de embarazo.	Cumplido: captación antes de las 12 semanas Incumplido: cuando haya sido captada despúes de cumplidas las 12 semanas	No. de gestantes captadas precozment e/ Total de gestantes que tuvieron BPN*100	100%
	Clasificación correcta de las gestantes según sus riesgos	Se considera la clasificación correcta de las gestantes según sus riesgos cuando sus antecedentes patológicos personales así como su estado de salud durante el embarazo sea de riesgo o no.	Cumplido: cuando se haya clasificado correctamente Incumplido: cuando la gestante se haya clasificado mal no teniendo en cuenta los riesgos que presentó.	No. de gestantes clasificadas correctamen te/Total de gestantes que tuvieron BPN* 100	100%

	Cumplimien to de los complement arios del 1er Trimestre	Se considera cumplimiento de los complementa rios del 1er trimestre cuando la gestante tenga realizado los complementa rios correspondie ntes al trimestre exceptuando aquellos que no se realizó por no haber reactivo.	Cumplido: cuando se haya realizado todos los complementarios	No. De complement arios realizados/ total de complement arios del trimestre a realizar* 100	100%
			Incumplido: cuando no se haya realizado los complementarios.		
	Cumplimien to de los complement arios del 2do Trimestre	Se considera cumplimiento de los complementa rios del 2do trimestre cuando la	Cumplido: cuando se haya realizado todos los complementarios	No. De complement arios realizados/ total de complement arios del	100%

| | | gestante tenga realizado los complementarios correspondientes al trimestre exceptuando aquellos que no se realizó por no haber reactivo. | Incumplido: cuando no se haya realizado los complementarios. | trimestre a realizar* 100 | |
| | Cumplimiento de los complementarios del 3er Trimestre | Se considera cumplimiento de los complementarios del 3er trimestre cuando la gestante tenga realizado los complementarios correspondientes al trimestre exceptuando aquellos que no se realizó por no haber reactivo. | Cumplido: cuando se haya realizado todos los complementarios

Incumplido: cuando no se haya realizado los complementarios. | No. De complementarios realizados/ total de complementarios del trimestre a realizar* 100 | 100% |

	Cumplimiento de conducta ante complementarios alterados.	Se considera cumplimiento de conducta ante complementarios alterados cuando gestante tenga algún complementario alterado (hemoglobina, glicemia, perfil hepático y/o renal, urocultivo positivo, exudado vaginal patológico, ultrasonido correspondiente) y se haya comentado en historia obstétrica con un plan de acción y seguimiento en consecuencia	Cumplido: cuando se haya tomado la conducta correctamente Incumplido: cuando no se actuó en consecuencia ante complementarios alterados.	No. De gestantes que tuvieron complementarios alterados con adecuada conducta / total de gestantes que tuvieron en historia obstétrica complementarios alterados* 100	100%

Cumplimiento del seguimiento de las 3 curvas	Se considera cumplimiento del seguimiento de las 3 curvas cuando la gestante tenga registrado en cada consulta realizada el seguimiento de las curvas de peso, tensión arterial y altura uterina.	Cumplido: se evidencie este seguimiento en historia clínica Incumplido: cuando no se evidencie el seguimiento de alguna de las 3 curvas en alguna consulta de historia clínica	No. De gestantes con seguimiento de las 3 curvas/ total de gestantes estudiadas* 100	100%
Cumplimiento de las consultas prenatales y terrenos médicos por el médico de familia	Se considera cumplimiento de las consultas prenatales y terrenos médicos por el médico de familia	Cumplido: cuando se haya realizado al menos 10 consultas y 10 terrenos como referencia para el seguimiento de la gestante	No. de gestantes que con al menos 10 controles prenatales y 10 terrenos médicos/ Total de con	100%

	cuando estas se realizan en frecuencia acorde a los riesgos de la gestante.	Incumplido: cuando no se haya realizado en la frecuencia establecida las consultas y terrenos	riesgo de BPN* 100	
Cumplimiento de las interconsultas a las 18, 24, 28, 30 y 32 semanas	Se considera cumplimiento de las interconsultas a las 18, 24, 28, 30 y 32 semanas cuando todas las gestantes con riesgo de BPN hayan sido interconsultadas con esta frecuencia.	Cumplido: cuando se hayan realizado las interconsultas. Incumplido: cuando no se haya realizado las interconsultas con la frecuencia requerida	No. de gestantes interconsultadas/ Total de con riesgo de BPN* 100	100%
Realización de US Doppler a todas las gestantes	Se considera realización de US Doppler cuando a	Cumplido: cuando se haya realizado US Doppler a todas las gestantes con riesgo.	No. de gestantes con Dopppler realizado/	100%

con riesgo de BPN	todas las gestantes con riesgo de BPN se realice US Doppler en el 1er trimestre y entre las 23 y 24 semanas.	Incumplido: cuando no se haya realizado el US Doppler con la frecuencia requerida	Total de gestantes con riesgo de BPN* 100	
Cumplimiento de las interconsultas a las 24, 26, 28, 30, 32 y 36 semanas a las gestantes con Doppler patológico	Se considera cumplimiento de las interconsultas a las 24, 26, 28, 30, 32 y 36 semanas a las gestantes con Doppler patológico cuando todas las gestantes con Doppler patológico entre las 23 y 24 semanas hayan sido interconsultadas a las 24, 26, 28, 30, 32 y 36 semanas de gestación.	Cumplido: cuando se hayan realizado las interconsultas. Incumplido: cuando no se haya realizado las interconsultas con la frecuencia requerida	No. de gestantes interconsultadas / Total de gestantes con Doppler patológico* 100	100%

	Realización de Biometría con cálculo del peso fetal	Se considera realización de Biometría con cálculo del peso fetal cuando a las gestantes con riesgo de BPN se les realice Biometría con cálculo de peso fetal desde las 26 semanas c/15 días	Cumplido: cuando se haya realizado este complementario a todas las gestantes con riesgo.	No. de gestantes con riesgo de BPN que se realizaron Biometría con cálculo del peso/ Total de gestantes que tuvieron BPN* 100	100%
			Incumplido: cuando no se haya realizado el complementario con la frecuencia requerida		
	Ingreso en hogar materno a gestantes riesgo de BPN con criterio de ingreso	Se considera ingreso en hogar materno a gestantes riesgo de BPN con criterio de ingreso cuando se realice el ingreso a las gestantes con riesgo BPN desde las 20 semanas según criterios.	Cumplido: cuando se hayan ingresado todas las gestante con riesgo.	No. De gestantes ingresadas en hogar materno con riesgo de BPN/Total de gestantes con criterio Ingreso *100	100%
			Incumplido: cuando no se hayan ingresado.		

Preparación del personal	Actividades de superación realizadas con respecto al Programa de atención materno infantil	Se refiere a la realización de actividades de superación realizadas sobre el programa en el año con respecto al total de planificadas en el plan de superación municipal y provincial	Cumplido: cuando se hayan realizado todas las actividades planificadas Incumplido: cuando no se hayan realizado las actividades planificadas	No. de actividades realizadas/ Total de actividades planificadas * 100	100%

Para el componente proceso se consideraron 2 dimensiones:

1. Calidad de la Atención de la gestante con 13 criterios

2. Preparación del personal de salud con 1 criterio

La evaluación global del componente estructura se realizó:

Evaluación del proceso	Indicador	Estándar
Adecuada	Número de indicadores que cumplieron el estándar fijado /Total de indicadores evaluados x 100	≥70 %
Inadecuada	Número de indicadores que no cumplieron el estándar fijado /Total de indicadores evaluados x 100	<70%

Resultados:

Tabla 1: Distribución de gestantes que tuvieron muy bajo peso al nacer y bajo peso según variables sociodemográficas. Municipio Santo Domingo. 2020- 2022.

Variables Sociodemográficas	Muy bajo peso n=2 8%		Bajo peso n=23 92%		Total N=25 100%	
	No	%	No	%	No	%
Edad						
≤19 años	0	0	4	16	4	16
20-35 años	2	8	16	64	18	72
≥36 años	0	0	3	12	3	12
Escolaridad						
Primaria terminada	0	0	1	4	1	4
Secundaria terminada	1	4	5	20	6	24
Pre universitario terminado	0	0	13	52	13	52
Universidad terminada	1	4	4	16	5	20
Estado Civil						
Casada	0	0	1	4	1	4
Soltera	0	0	3	12	3	12
Divorciada	0	0	0	0	0	0
Acompañada	2	8	19	76	21	84
Viuda	0	0	0	0	0	0
Ocupación						
Ama de casa	1	4	12	48	13	52
Estudiante	0	0	1	4	1	4
Trabajadora	1	4	10	40	11	44
Zona de residencia						
Rural	1	4	10	40	11	44
Urbana	1	4	12	48	13	52

Fuente: Historias Clínicas

En la tabla 1 se observó que predominó el aporte de bajo peso en las mujeres de 20 a 35 años, con 18 gestantes para un 72%, de ellas las que aportaron bajo peso según clasificación (peso entre 1500- 2500g) fueron 16 para un 64%, en cuanto a la escolaridad la mayoría de las gestantes estudiadas tuvieron el preuniversitario terminado, 13 para un 52%. El estado civil de acompañada predominó entre las gestantes estudiadas, con 21 para un 84%. En cuanto a la ocupación de ama de casa y la zona de residencia urbana predominaron entre las gestantes, con 13 para un 52% respectivamente.

Tabla 2: Distribución de gestantes que tuvieron muy bajo peso al nacer y bajo peso según evaluación nutricional a la captación. Municipio Santo Domingo. 2020- 2022.

Evaluación nutricional	Muy bajo peso		Bajo peso		Total	
	No	%	No	%	No	%
Peso deficiente: IMC $\leq$18,8 Kg/m^2	0	0	7	28	7	28
Peso adecuado: IMC >18.8 Kg/m^2 a < 25.6 Kg/m^2	0	0	9	36	9	36
Sobre peso: IMC $\geq$ 25.6 Kg/m^2 a < 28.6 Kg/m^2	0	0	3	12	3	12
Obesidad: IMC $\geq$ 28.6 Kg/m^2	2	8	4	16	6	24
Total	2	8	23	92	25	100

Fuente: Historias Clínicas

La evaluación nutricional de las gestantes a la captación en la tabla 2 mostró que la mayoría de las gestantes presentaron peso adecuado, con un total de 9 gestantes para un 36%, aportando todas bajo peso según clasificación de bajo peso, sin embargo, las 2 pacientes que aportaron muy bajo peso se clasificaron obesas.

Tabla 3: Distribución de gestantes que tuvieron muy bajo peso al nacer y bajo peso según ganancia de peso. Municipio Santo Domingo. 2020- 2022.

Ganancia de peso	Muy bajo peso		Bajo peso		Total	
	No	%	No	%	No	%
Adecuada	1	4	8	32	9	36
Inadecuada	1	4	15	60	16	64
Total	2	8	23	92	25	100

Fuente: Historias Clínicas

La tabla 3 mostró un predominio de embarazadas con una ganancia de peso inadecuada con un total de 16 para un 64%. Sin embargo en el caso de las 2 gestantes que aportaron muy bajo peso resultó una con ganancia adecuada y la otra inadecuada.

Tabla 4: Distribución de gestantes que tuvieron muy bajo peso al nacer y bajo peso según talla materna. Municipio Santo Domingo. 2020- 2022.

Talla materna en cm	Muy bajo peso		Bajo peso		Total	
	No	%	No	%	No	%
Baja talla materna	0	0	1	4	1	4
Talla materna normal	2	8	22	88	24	96
Total	2	8	23	92	25	100

Fuente: Historias Clínicas

La tabla 4 sobre la talla materna mostró un predominio de pacientes con talla materna normal, con 24 gestantes para un 96%, solo presentó baja talla una gestante que aportó bajo peso según la clasificación de bajo peso para un 4% de las estudiadas.

Tabla 5: Distribución de gestantes que tuvieron muy bajo peso al nacer y bajo peso según presencia o no de amenaza de aborto. Municipio Santo Domingo. 2020- 2022.

Amenaza de aborto	Muy bajo peso		Bajo peso		Total	
	No	%	No	%	No	%
Sí	1	4	3	12	4	16
No	1	4	20	80	21	84
Total	2	8	23	92	25	100

Fuente: Historias Clínicas

En la tabla 5 predominaron las gestantes que no presentaron amenaza de aborto, solo 4 presentaron para un 16%, de ellas una de las muy bajo peso y 3 de las bajo peso aportaron según clasificación de bajo peso.

Tabla 6: Distribución de gestantes que tuvieron muy bajo peso al nacer y bajo peso según periodo intergenésico. Municipio Santo Domingo. 2020- 2022.

Periodo intergenésico (PI)	Muy bajo peso		Bajo peso		Total	
	No	%	No	%	No	%
PI corto	0	0	0	0	0	0
PI largo	1	4	5	20	6	24
Total	1	4	5	20	6	24

Fuente: Historias Clínicas

La tabla 6 mostró predominio de gestantes con periodo intergenésico largo, con un total de 6 para un 24%, una de ellas aportó muy bajo peso y las otras 5 bajo peso según clasificación del bajo peso, para un 4% y un 20% respectivamente.

Tabla 7: Distribución de gestantes que tuvieron muy bajo peso al nacer y bajo peso según antecedentes de enfermedades crónicas. Municipio Santo Domingo. 2020- 2022.

Antecedentes de enfermedades crónicas	Muy bajo peso		Bajo peso		Total	
	No	%	No	%	No	%
Hipertensión Arterial	1	4	4	16	5	20
Asma Bronquial	0	0	2	8	2	8
Obesidad	1	4	3	12	4	16
Epilepsia	0	0	2	8	2	8
Cardiopatía	0	0	2	8	2	8
Patología de cuello (NIC I)	0	0	1	4	1	4

Fuente: Historias Clínicas

La tabla 7 mostró los antecedentes de enfermedades crónicas en las gestantes estudiadas, siendo la Hipertensión Arterial la que predominó con 5 pacientes para un 20%, seguido de la Obesidad con 4 de las gestantes estudiadas para un 16%. Ninguna de las gestantes estudiadas presentaba antecedentes de Diabetes Mellitus.

Tabla 8: Distribución de gestantes que tuvieron muy bajo peso al nacer y bajo peso según enfermedades asociadas al embarazo. Municipio Santo Domingo. 2020- 2022.

Enfermedades asociadas al embarazo	Muy bajo peso		Bajo peso		Total	
	No	%	No	%	No	%
Hipertensión arterial crónica con pre eclampsia –eclampsia sobre añadida, pre eclampsia-eclampsia y/o hipertensión transitoria o tardía	1	4	3	12	4	16
Infección del tracto urinario	1	4	5	20	6	24
Infección vaginal	2	8	15	60	17	68
Anemia	1	4	11	44	12	48

Fuente: Historias Clínicas

La tabla 8 mostró un predominio de embarazadas con infección vaginal, con un total de 17 para un 68%, seguido de las gestantes con anemia que fueron 12 para un 48%, 4 presentaron trastornos hipertensivos relacionados con el embarazo para un 16%, de ellas 1 que aportó muy bajo peso y 3 que aportaron bajo peso según clasificación del bajo peso respectivamente. Ninguna de las gestantes estudiadas presentó diabetes gestacional.

El 100% de las gestantes que aportaron bajo peso al nacer en el municipio, en el período 2020- 2022 fueron captadas precozmente.

Tabla 9: Distribución de gestantes que tuvieron muy bajo peso al nacer y bajo peso según la edad gestacional al parto. Municipio Santo Domingo. 2020- 2022.

Edad gestacional al parto	Muy bajo peso		Bajo peso		Total	
	No	%	No	%	No	%
Pretérmino	2	8	11	44	13	52
A término	0	0	12	48	12	48
Total	2	8	23	92	25	100

Fuente: Historias Clínicas

En la tabla 9 se observó un predominio de parto pretérmino en las gestantes estudiada, con un total de 13 pacientes para un 52%. Se observó que el 100% de las gestantes que aportaron muy bajo peso también presentaron parto antes de las 37 semanas. No se presentó ningún parto postérmino.

Tabla 10: Distribución de gestantes que tuvieron muy bajo peso al nacer y bajo peso según los factores de riesgo presentados. Municipio Santo Domingo. 2020- 2022.

Factores de riesgo	Muy bajo peso		Bajo peso		Total	
	No	%	No	%	No	%
Condición socioeconómica deficiente	0	0	3	12	3	12
Riesgo social	0	0	3	12	3	12
Tabaquismo	0	0	1	4	1	4
Ingestión de sustancias psicoestimulantes: café	0	0	3	12	3	12
Antecedentes de bajo peso al nacer	1	4	2	8	3	12
Anemia	1	4	11	40	12	48
Infección vaginal	2	8	15	60	17	68
Infección del tracto urinario	1	4	5	20	6	24
Hipertensión arterial crónica con pre eclampsia –eclampsia sobre añadida	1	4	2	8	3	12
Pre eclampsia-eclampsia	0	0	11	44	11	44
Hipertensión transitoria o tardía	0	0	1	4	1	4
Multiparidad	2	8	8	32	10	40
Bajo peso pregestacional	0	0	7	28	7	28
Baja talla materna (< 150cm)	0	0	1	4	1	4
Embarazo en la adolescencia (edad materna menor de 20 años)	0	0	4	16	4	16
PI > 5 años	1	4	5	20	6	24

Fuente: Historias Clínicas

La tabla 10 mostró que la infección vaginal fue el factor de riesgo que predominó con 17 gestantes para un 68%, de ellas el 100% de muy bajo peso según clasificación y 15 que aportaron bajo peso. Los factores de riesgo que prevalecieron en las gestantes estudiadas fueron, la anemia, la pre eclampsia-eclampsia y la multiparidad con 12, 11 y 10 gestantes para un 48, 44 y 40% respectivamente. La multiparidad, particularmente presentada en el 100% de las gestantes que aportaron muy bajo peso según clasificación del bajo peso.

Tabla 11: Indicadores del componente estructura en la atención a las gestantes que aportaron bajo peso al nacer. Municipio Santo Domingo. 2020- 2022.

Dimensión	Criterios	Resultados		Estándar	Evaluación del criterio
		No	%		
Disponibilidad de recursos humanos	Cobertura de enfermeras	25/25	100	100	Suficiente
	Cobertura de médicos MGI	25/25	100	100	Suficiente
	Cobertura del especialista en Ginecobstetricia	25/25	100	100	Suficiente
	Cobertura de médicos certificados en US	1/1	100	100	Suficiente
Disponibilidad de recursos materiales	Cobertura de Programa atención materno infantil y del protocolo de actuación ante madres con riesgo de bajo peso al nacer actualizado en APS	17/17	100	100	Suficiente
	Disponibilidad de esfigmomanómetro apto para el uso	14/17	82	100	Insuficiente
	Disponibilidad de pesa con tallímetro apto para el uso	15/17	88	100	Insuficiente
	Disponibilidad de fetoscopio,	17/17	100	100	Suficiente
	Disponibilidad de cinta métrica	17/17	100	100	Suficiente
	Disponibilidad de lámpara de cuello	13/17	76	100	Insuficiente
	Disponibilidad de espéculo apto para el uso	17/17	100	100	Suficiente
	Características CMF aceptables	14/17	82	100	Insuficiente
	Cobertura de tecnología para realización de US Genético	1/1	100	100	Suficiente
	Cobertura de tecnología para la realización de Biometría con cálculo del peso fetal	1/1	100	100	Suficiente
Total de criterios evaluados de suficiente					10
Total de criterios evaluados de insuficiente					4
Total de criterios evaluados					14
Evaluación final del componente Estructura					Adecuada (71%)

Fuente: Actas de reuniones de Grupo Básico de Trabajo y reuniones técnicas de PAMI.

En la tabla 11 se mostró la evaluación del componente estructura, los 4 criterios que se midieron en la dimensión disponibilidad de recursos humanos fueron evaluados de suficientes, sin embargo en cuanto a la disponibilidad de recursos materiales resultaron insuficientes 4 (disponibilidad de esfigmomanómetro apto para el uso, disponibilidad de pesa con tallímetro apto para el uso, disponibilidad de lámpara de cuello y características CMF aceptables) de los 10 criterios evaluados, lo que muestra que a pesar de que la evaluación final del componente estructura fue adecuada para un 71%, se presentaron criterios insuficientes en los cuales hay que trabajar.

Tabla 12: Indicadores del componente proceso en la atención a las gestantes que aportaron bajo peso al nacer. Municipio Santo Domingo. 2020- 2022.

Dimensión	Criterios	Resultados		Estándar	Evaluación del criterio
		No	%		
Calidad de la Atención de la gestante	Captación precoz a las gestantes que tuvieron BPN	25/25	100	100	Suficiente
	Clasificación correcta de las gestantes según sus riesgos	22/25	88	100	Insuficiente
	Cumplimiento de los complementarios del 1er Trimestre	25/25	100	100	Suficiente
	Cumplimiento de los complementarios del 2do Trimestre	25/25	100	100	Suficiente
	Cumplimiento de los complementarios del 3er Trimestre	25/25	100	100	Suficiente
	Cumplimiento de conducta ante complementarios alterados.	25/25	100	100	Suficiente
	Cumplimiento del seguimiento de las 3 curvas	22/25	88	100	Insuficiente
	Cumplimiento de las consultas prenatales y terrenos médicos por el médico de familia	24/25	96	100	Suficiente
	Cumplimiento de las interconsultas a las 18, 24, 28, 30 y 32 semanas	22/25	88	100	Insuficiente
	Realización de US Doppler a todas las gestantes con riesgo de BPN	12/12	100	100	Suficiente
	Cumplimiento de las interconsultas a las 24, 26, 28, 30, 32 y 36 semanas a las gestantes con Doppler patológico	4/5	80	100	Insuficiente
	Realización de Biometría con cálculo del peso fetal	4/5	80	100	Insuficiente
	Ingreso en hogar materno a gestantes riesgo de BPN con criterio de ingreso	6/12	50	100	Insuficiente
Preparación del personal	Actividades de superación realizadas con respecto al Programa de atención materno infantil	35/30	116	100	Suficiente
Total de criterios evaluados de suficiente					8
Total de criterios evaluados de insuficiente					6
Total de criterios evaluados					14
Evaluación final del componente Proceso					Inadecuada (57%)

Fuente: Historias Clínicas y Plan de Superación Municipal

En cuanto a los indicadores del componente proceso (tabla 13), se evaluaron 14 criterios, de ellos 8 evaluados de insuficiente y 4 de suficiente, quedando la evaluación final de este componente insuficiente, a pesar de que en la dimensión de preparación del personal se sobrecumplió con un 116%. Los criterios con evaluación de insuficientes en la dimensión de calidad de la atención a gestantes algunos dependieron del componente estructura y otros del actuar para con las gestantes, los cuales se pueden trabajar para brindar la atención de calidad que merecen las embarazadas.

Análisis y discusión de los resultados:

El predominio de las madres entre 20-35 años de edad en el presente estudio pudiera estar justificado por el hecho de que es el período donde fisiológicamente existe mayor fertilidad, unido a los cambios socioculturales que ha sufrido la sociedad cubana, donde hay mayor incorporación de la mujer a la vida laboral, unido al incremento del nivel de conocimientos sobre la anticoncepción y la planificación familiar existente en la población. Estos resultados difieren de los obtenidos por Montero Aguilera [60] y Salgado Delgado [61], quienes concluyen que la edad materna se asocia con el peso del neonato y que el BPN se presenta en la edad materna extrema, en adolescentes y en mujeres añosas, por lo que se debe ofrecer atención priorizada a estos grupos de riesgo.[62] Sin embargo, coincide con otros estudios [63, 64, 65] que encuentran predominio del grupo de edad en las madres de los niños bajo peso al nacer de 20-34 años.

Mosreal y colaboradores[66, 67] en su estudio han demostrado que factores sociales como el nivel educacional bajo presentan asociación causal con el bajo peso al nacer, sin embargo nuestro estudio difiere pues la mayoría de las gestantes que aportaron bajo peso al nacer tenían nivel educacional preuniversitario terminado.

Otros factores sociales como las madres acompañadas y las amas de casas estuvieron asociados al bajo peso al nacer en la investigación, en el caso de las amas de casa puede condicionar a realizar actividades fuertes y asumir roles de otros miembros de la familia influyendo en la génesis del recién nacido con peso inferior a 2 500 g, resultado que coincide con otros autores.[66, 67] En este contexto Delgado y colaboradores,[68] han demostrado que ser madre soltera no solo influye en la inestabilidad económica, sino también en la falta de apoyo familiar lo que puede poner en riesgo de vulnerabilidad y abandono a la mujer embarazada, no coincidiendo nuestro estudio con lo anteriormente demostrado.

Aquino Grande [69] en su estudio demostró que la mayoría de las gestantes que tuvieron bajo peso al nacer eran de procedencia urbana, nuestro estudio coincide con el anterior, no obstante difiere de los realizados por otros autores [70, 71] que consideran las diferencias en los contextos geográficos y culturales teniendo en cuenta posibles factores de confusión, como el acceso a atención médica de calidad, factores socioeconómicos, y comportamientos de riesgo durante el embarazo que podrían influir en la relación entre el nivel de instrucción y el peso insuficiente del recién nacido.

Existe una estrecha relación entre cómo llega nutricionalmente la mujer al embarazo y el peso del neonato. La mala nutrición por defecto es un estado pluricarencial, donde predomina el déficit proteico energético y es el resultado de una dieta inadecuada en términos de cantidad y calidad, que no provee al organismo de suficiente energía, proteína y nutrientes específicos, que cubran las necesidades corporales para el funcionamiento, crecimiento y desarrollo normales. [72] El estado nutricional de la madre en el momento de la captación del embarazo es una de las variables que se tiene en cuenta para la clasificación del riesgo obstétrico y posterior seguimiento de la gestante, para lo que se considera el índice de masa corporal como el método idóneo para realizar dicha valoración. [73]Los investigadores Megías Patón C y Prados-Ruiz JL[74] concluyeron que el IMC está positiva y significativamente relacionado con el peso al nacer, encontrando que las madres que comienzan la gestación con bajo peso, tienen un mayor riesgo de concebir niños con BPN, al igual que las mujeres obesas y con sobrepeso tienen un mayor riesgo de tener hijos macrosómicos. Nuestros resultados difieren de estos autores pues la mayoría de las gestantes estudiadas presentaron un peso adecuado a la captación y aun así tuvieron recién nacidos bajo peso, solo dos fueron obesas a la captación, estas últimas aportaron recién nacidos con muy bajo peso según clasificación. Al analizar la ganancia de peso durante el embarazo nuestro estudió concluyó que la mayoría de las gestantes estudiadas que aportaron bajo peso al nacer tuvieron ganancia insuficiente de peso durante la gestación coincidiendo con algunos estudios consultados, en los que se identificaron un alto por ciento de pacientes con ganancia insuficiente de peso. Estos autores plantean el papel decisivo que tiene la ganancia de peso materno sobre el peso del recién nacido, por lo que una insuficiencia de peso durante el embarazo trae consigo peso insuficiente del neonato. [75, 76]

Los factores nutricionales de la madre antes del embarazo, como: peso inferior de 45 kg, talla inferior a 150 cm índice de masa corporal (IMC) menor de 18.8 kg/m² SC, son las principales determinantes del bajo peso al nacer. [4]Sin embargo en el estudio de Gómez Mendoza y colaboradores, no se logra demostrar que una talla materna menor a los 150 centímetros, está asociada a recién nacidos con bajo peso al nacer.[77] Nuestro estudio mostró que la mayoría de las gestantes presentaba una talla superior a 150cm coincidiendo con los estudios de Gómez Mendoza y colaboradores.

Autores como Quiroz Figuero, Roque Maldonado, Lucas Choez y Pacheco Castro demostraron que los factores de riesgo maternos como los antecedentes de interrupciones y amenaza de aborto tienen importante asociación con el bajo peso al nacer[78] resultando diferentes los resultados del estudio con respecto a lo planteado por estos autores.

Dentro de los factores obstétricos que tuvieron riesgo para la aparición del recién nacido con bajo peso según Machín Rodríguez y colaboradores, [29] está el período intergenésico corto porque durante el embarazo y la lactancia la madre disminuye sus recursos biológicos y nutritivos, necesita un tiempo para recuperarse y prepararse para otro embarazo (cuando el tiempo que media entre uno y otro embarazo es corto el riesgo de bajo peso al nacer aumenta). En el presente estudio no fue relevante este antecedente obstétrico.

Diversos investigadores describen como causas frecuentes de partos pretérminos y bajo peso al nacer a la hipertensión arterial crónica, obesidad, anemia, asma, enfermedad tiroidea, desnutrición, deficiencia de micronutrientes, diabetes crónica y gestacional, depresión y violencia contra la mujer. [79] En el estudio, resultaron la Hipertensión

Arterial y la Obesidad como principales antecedentes de enfermedades crónicas presentes en las gestantes estudiadas, coincidiendo con algunos de estos autores.

Es irrefutable que la infección vaginal es un factor de riesgo importante para la génesis del parto pretérmino, estas provocan afectación a nivel del cérvix logrando modificaciones del cuello uterino en cuanto a tamaño, rotura prematura de membranas o el inicio de la actividad uterina antes del término de la gestación y con esto, se puede obtener un recién nacido bajo peso, debido a que el parto antes del tiempo establecido, el feto no tiene la madures ni el peso adecuado lo cual puede amentar la morbimortalidad perinatal.[80]

La infección vaginal resultó ser un factor de riesgo para BPN, hallazgo reportado por otros investigadores, como el estudio realizado en Santiago de Cuba, el cual mostró que una de las enfermedades más frecuentes durante la gestación y que incidió mayormente en el BPN en el grupo de casos fue la infección vaginal[81] así como en el realizado por Pabón-Salazar y colaboradores en un hospital universitario del departamento de Nariño.[82]

En este trabajo la anemia representó la segunda enfermedad asociada a las embarazadas que tuvieron bajo peso al nacer más frecuente un factor de riesgo de BPN, similar a otros estudios en la anemia materna que plantean asociación significativamente al bajo peso, [83] pero difiere del estudio realizado por Pérez – Leyva y colaboradores[57] donde la anemia no representó relación con el BPN.

La infección en las vías urinarias también estuvo asociada al BPN en las gestantes estudiadas, lo cual tiene semejanza con los resultados obtenidos por Reyna[84] y Quintero[37].

Estudios[85, 86] comunican un alto número de gestantes con hipertensión arterial durante el embarazo que tienen recién nacidos bajo peso.

La hipertensión arterial relacionada con el embarazo constituyó una de las patologías asociadas al bajo peso al nacer, lo que coincide con resultados de otros autores donde las pacientes con hipertensión crónica tienen mayores probabilidades de tener niños bajos de peso que las normotensas; otros estudios realizados plantean que un alto número de pacientes con hipertensión arterial durante el embarazo tuvieron recién nacidos con bajo peso.[87, 88]

La OMS en su nuevo modelo de atención prenatal dado en el 2016 establece un mayor número de visitas prenatales y que la primera atención debe efectuarse en las primeras 12 semanas, [89, 90] nuestro estudio coincide con lo planteado por la OMS, sin embargo difiere de los resultados obtenidos por Villafuerte- Cooban y Dulce- Marlen donde el 0,9% de las mujeres indicaron que nunca se realizaron una consulta prenatal y el 78,3% solo se realizaron la primera atención prenatal en el primer trimestre de embarazo.[91]

La prematuridad predispone el bajo peso al nacer por el hecho de traducir, por sí sola, inmadurez orgánica del recién nacido. [92, 93, 94] De manera general, a consideración de los autores, existe una relación de que todo nacimiento prematuro es potencial para ser bajo peso al nacer, pero no todo bajo al nacer tiene que ser necesariamente prematuro, pues en el estudio se comportaron de forma similar a términos y pretérminos, coincidiendo con el estudio realizado por Jiménez Franco y colaboradores.[96]

El presente estudio coincide con el realizado por Mancebo y Linares, [97] quienes concluyeron en su investigación que la infección vaginal tuvo asociación causal con el bajo peso. La asociación de enfermedades como la hipertensión arterial y la aparición de trastornos hipertensivos durante el embarazo, la infección urinaria y la anemia con el bajo peso al nacer ha sido demostrada por otros autores.[98, 99] Los resultados de nuestro estudio muestran que estos factores de riesgo se asociaron al BPN.

La edad menor de 20 años es considerada un factor de riesgo, puesto que es donde se comienzan a adquirir patrones psicosociales y biológicos durante el arribo a la etapa adulta.[100] En la presente investigación no predominó la edad materna límite, lo cual difiere de estudios realizados[100, 101] donde se plantea que dicha edad materna límite es un evidente factor de riesgo del bajo peso al nacer.

En el estudio de Quintero, [37] los riesgos médicos más frecuentes durante el embarazo fueron trastornos hipertensivos, ser fumadora, la multiparidad, la talla baja y la malnutrición por defecto a la captación, resultados similares mostraron los del presente trabajo en las gestantes estudiadas.

Pabón-Salazar y colaboradores plantean que la presencia de un percápita familiar bajo confirma el riesgo de bajo peso, aparecen con gran incidencia en los países en vías de desarrollo y se convierten en sus principales causas.[82] En el estudio se mostraron gestantes que tenían condiciones socioeconómicas deficientes a pesar de que fue la minoría, coincidiendo con el anteriormente señalado. Ayala Peralta ha reportado en su estudio que el PIL presenta mayor riesgo para presentar parto pretérmino, bajo peso al nacer, malformaciones congénitas, distocias y preeclampsia/ eclampsia, y éstas tienden a presentarse en edad materna avanzada.[102] En nuestro estudio el PIL se presentó en las gestantes estudiadas coincidiendo con estos resultados, sin embargo difiere de otros autores[37]que plantean en sus estudios que el periodo intergenésico corto fue uno de los factores de riesgo de mayor importancia.

En la literatura consultada no se mostraron resultados relacionados que asociaran la ingestión de sustancias psicoestimulantes como el café en gestantes con la presencia de bajo peso al nacer.

La Atención Primaria de Salud (APS) tiene como piedra angular la prevención, el bajo peso está entre los problemas priorizados, dado las complicaciones que puede ocasionar durante el proceso de reproducción.[103] Son numerosos los factores que cuando están presentes en una gestante aumentan el riesgo de un BPN, sin embargo desde la atención primaria de salud se deben realizar acciones de prevención y promoción de la salud, para reducir los mismos, con lo que se lograría mejorar los índices de este.

"Existen múltiples factores que condicionan el peso al nacer, entre los que se encuentran el inadecuado acceso a los servicios de salud, Por más de cuarenta años la APS ha sido reconocida como la piedra angular de un sistema de salud eficaz y receptivo. La Declaración de Alma-Ata de 1978 reafirmó el derecho al goce del grado máximo de salud que se pueda lograr, con la equidad, la solidaridad y el derecho a la salud como valores fundamentales. Hizo hincapié en la necesidad de servicios de salud integrales, no solo curativo sino también servicios que aborden las necesidades en cuanto a la promoción de la salud, la prevención, la rehabilitación y el tratamiento de enfermedades comunes. Un fuerte primer nivel de atención es la base para el desarrollo del sistema de salud.

(...) La Organización Panamericana de la Salud/Organización Mundial de la Salud (OPS/OMS) ha apoyado a los países en el establecimiento de equipos interprofesionales de APS, en la transformación de la educación en salud, y en el desarrollo de capacidades en la planificación estratégica y gestión de los recursos humanos para la salud. La enfermería desempeña una función crucial en el avance de la APS (OPS, 2018).[30] La Organisation for Economic Cooperation and Development (OECD, 2020), considera que "la atención prenatal puede ayudar a las mujeres a prepararse para el parto y a comprender las señales de advertencia durante el embarazo y el parto." Adicionalmente, este organismo dice que; una mayor cobertura de la atención prenatal se asocia con un mayor peso al nacer en los países de América Latina y el Caribe (ALC), lo que sugiere la importancia que tiene la atención prenatal sobre el estado de salud infantil en todos los países. [29] En el presente estudio se establece cobertura médica a todas las gestantes estudiadas, resultados similares a lo planteado por estos autores en sus investigaciones.

Banchani E. y Tenkorang E. (2020) realizaron una investigación titulada: "Determinants of Low Birth Weight in Ghana: Does Quality of Antenatal Care Matter?" cuyo propósito fue establecer la asociación entre el peso al nacer y la atención prenatal de calidad, para ello recolectaron los datos de la Encuesta de Salud de Ghana 2017 donde evaluaron el peso a nacer; la calidad de atención que se medía por tres aspectos: 1. Procedimientos de detección/diagnóstico (medición de la presión arterial, toma de muestra de orina, toma de muestra de sangre y medición del peso), 2. Intervenciones clínicas (información sobre complicaciones, inyecciones de tétanos, tabletas de hierro, medicamentos para parásitos intestinales y sp/fansidar durante el embarazo), 3. Tipo de proveedor de salud (trabajador de salud comunitario o medico/partera/enfermera); el número de APN y el momento de la primera APN así como variables socioeconómicas y demográficas. Se consideró como buena calidad de la APN si existían los recursos y los procedimientos de detección/diagnóstico se habían cumplido los cuatro ítems y si en las intervenciones clínicas se había cumplido con al menos cuatro elementos.[91, 92] Resultados similares mostró nuestro estudio, sin embargo hubieron algunos recursos materiales insuficientes que influyeron de manera negativa en la calidad de la atención brindada.

Se ha de reconocer que en Cuba se ha logrado la captación precoz del embarazo en casi la inmensa mayoría de las mujeres, en gran parte gracias al "Programa del Médico y la Enfermera de la Familia" del MINSAP y la red de instituciones de la atención primaria de la salud (APS).[104] En el presente trabajo se cumple con la captación precoz de las gestantes establecida en el programa.

Cada atención prenatal tiene sus propias actividades, la primera es fundamental porque se realizará una evaluación integral para determinar el grado de riesgo de la gestación y se concientizará acerca de la importancia de la atención prenatal sobre la salud de la madre y del feto.[105] El estudio realizado mostró insuficiencias en cuanto a la clasificación de riesgos en las gestantes estudiadas demostrando diferencias con lo planteado por García- Chuquimango en su tesis. La OMS utilizaba un modelo de atención prenatal específica o básica que consistía en cuatro visitas prenatales. A partir del 2016 propuso otro modelo en donde se aumentaron las visitas de cuatro a ocho ya que se considera que a más atenciones prenatales mayor posibilidad de detectar problemas. Sin embargo el cumplimiento de la cantidad de atenciones no garantiza la calidad de la misma y se necesita que se ejecuten cada una de las actividades establecidas en los protocolos de salud materna para así identificar factores y enfermedades que puedan generar alteraciones.[90]Uno de los parámetros que revisten gran importancia para el seguimiento de la embarazada, es la evaluación nutricional, la que debe ser valorada en cada control, esta medida junto a la curva de ganancia de peso, constituyen uno de los principales indicadores pronósticos del bajo peso al nacer.[106] Existen programas y guías de actuación establecidas para el seguimiento de los embarazos de alto riesgo, es esencial que tanto, obstetras, médicos y enfermeros de la familia cumplan con los mismos; sería un logro en la prevención de la morbimortalidad infantil, así como una supervivencia que asegure la calidad de vida de los recién nacidos.[84] El estudio de Banchani E. y Tenkorang E, indica que en las mujeres que recibieron procedimientos de detección e intervenciones clínicas disminuye la posibilidad de tener hijos con bajo peso al nacer.[92] El presente trabajo coincide con todos los estudios anteriormente mencionados, sin embargo aún hay resultados que difieren de los mismos como el incumplimiento de algunas interconsultas y complementarios fundamentales para las gestantes con riesgo de BPN.

El país sostiene una red nacional de hogares maternos que acogen a mujeres embarazadas en situación de vulnerabilidad familiar, social y nutricional. Los Hogares Maternos (HM) constituyen un eslabón fundamental dentro del Sistema de Atención Primaria del Sistema nacional de Salud para la prevención y el control de los factores de riesgo que puedan entorpecer el curso normal del embarazo, y con ello, disminuir la morbimortalidad tanto materna como neonatal.[18]En lo referente al ingreso de gestantes en los Hogares Maternos, resulta llamativo que a pesar de la gran cantidad de factores de riesgo identificados, no se haya hecho un uso más eficiente de los hogares maternos, en este caso dado por la negación de las gestantes al ingreso y la COVID-19, ya que el estudio estuvo enmarcado en los años en que la pandemia tuvo su mayor transmisibilidad.

Hoy se exige a los profesionales dedicación y profundización al estudio de aquellos factores que inciden desfavorablemente en el estado de salud materno infantil.[103] Dentro de las acciones para el personal médico están los cursos de actualización del BPN, la educación a la población sobre la prevención del BPN mediante los programas de maternidad y paternidad consiente. De estas medidas depende la reducción de la morbimortalidad materno-perinatal. Otro aspecto a tener en cuenta es el proceso de evaluación de las competencias profesionales del obstetra, médico general integral y enfermera de la familia, como aspecto valioso para diagnosticar sus necesidades de aprendizaje e implementar acciones para su perfeccionamiento continuo. En la actualidad, la sociedad espera y exige mayor nivel de competencia y capacidad de resolución. La información oportuna de los factores de riesgo presentes en las gestantes es significativo para generar estrategias de promoción y prevención del bajo peso al nacer.[42, 84] En cuanto a las actividades de superación realizadas con respecto al programa el presente trabajo coincidió con los estudios anteriores donde se ratifica la importancia de elevar el nivel de conocimiento de los profesionales que brindan atención a las gestantes, sin embargo Limonta en su estudio sobre calidad de la atención a gestantes con riesgo de bajo peso al nacer (Castillo Limonta O. Calidad de la atención a gestante con riesgo de bajo peso al nacer en un área de la atención primaria de Salud. [Trabajo para optar por el título de Máster en Atención Primaria de Salud]. 2004. Policlínico José Martí, Santiago de Cuba), en su estudio expresó que las capacitaciones impartidas no fueron fructíferas, pues no se logró modificación de los conocimientos que sobre el tema poseen los médicos, con respecto a lo anterior, nuestro estudio evidenció insuficiencias en algunas conductas hacia las gestantes demostrando que a pesar de estar capacitados los profesionales de la salud el trabajo y actualización hacia esta entidad debe ser continuo.

Conclusiones

- ✓ Los principales factores clínico-epidemiológicos presentes en las gestantes con aporte de bajo peso al nacer en el municipio de Santo Domingo en el período 2020- 2022 fueron: la ganancia de peso inadecuada, el período intergenésico largo, el parto pretérmino, la infección vaginal fue la enfermedad asociada al embarazo que predominó y a su vez actuó como principal factor de riesgo.
- ✓ La evaluación de la mayoría de los indicadores de la dimensión estructura fueron adecuados, sin embargo las principales afectaciones en la prestación de servicios se identificaron en la dimensión proceso.

Recomendaciones

Como fortaleza, el conocimiento construido en la presente investigación es valioso en términos de su transferencia a organismos e instituciones de salud que pueden incidir en el desarrollo de medidas pertinentes. A su vez, puede utilizarse como línea de base para la continuación de futuras investigaciones que profundicen los hallazgos encontrados.

Referencias Bibliográficas

1. Fernández-Martínez Leidy Caridad, Sánchez-Ledesma Rolando, Godoy-Cuba Gladys, Pérez-Díaz Onaidys, Estevez-MitjansYusmary. Factores determinantes en la desnutrición infantil en San Juan y Martínez, 2020. Rev Ciencias Médicas [Internet]. 2022 Feb [citado 2023 Ene 05]; 26(1): e5163. Disponible en: http://scielo.sld.cu/scielo.php?script=sci_arttext&pid=S1561-31942022000100005&lng=es.

2. Monagas-Travieso D. Bajo peso al nacer y salud materna. La experiencia de un policlínico universitario. Revista Cubana de Alimentación y Nutrición [Internet]. 2022 [citado 5 Ene 2023]; 31 (2): [aprox. -14 p.]. Disponible en: https://revalnutricion.sld.cu/index.php/rcan/article/view/1248

3. Santana-Porbén S. Sobre el estado nutricional de las mujeres embarazadas encuestadas en el municipio Guanajay. Revista Cubana de Alimentación y Nutrición [Internet]. 2022 [citado 5 Ene 2023]; 31 (2):[aprox. -12 p.]. Disponible en: https://revalnutricion.sld.cu/index.php/rcan/article/view/1238

4. Rondón-Carrasco J, Morales-Vázquez C, Estrada-Pérez A, Alonso-Aguilera M, Rondón-Carrasco R. Factores de riesgo asociado al bajo peso al nacer. Municipio Guisa. Enero– diciembre 2019. MULTIMED [Internet]. 2021 [citado 5 Ene 2023]; 25 (4) Disponible en: https://revmultimed.sld.cu/index.php/mtm/article/view/1562

5. Freire Carrera M, Álvarez Ochoa R, Vanegas Izquierdo P, Peña Cordero S. Bajo peso al nacer: Factores asociados a la madre. RCTU [Internet]. 9dic.2020 [citado 11ene.2023]; 7(2):01-8. Disponible en: https://incyt.upse.edu.ec/ciencia/revistas/index.php/rctu/article/view/527

6. Freire-Carrera M, Álvarez-Ochoa R, Vanegas-Izquierdo P, Peña-Cordero S. Factores maternos asociados a bajo peso al nacer en un hospital de Cuenca, Ecuador. Revista Cubana de Obstetricia y Ginecología [Internet]. 2021 [citado 10

Ene 2023]; 46 (3) Disponible en: https://revginecobstetricia.sld.cu/index.php/gin/article/view/527

7. Gell SR, Saldívar DF, Torres IC, Antunes AR, Pérez DM. Comportamientos clínico y epidemiológico del bajo peso al nacer, en el Policlínico "Pedro Díaz Coello", Holguín, Cubaoliclínico Pedro Díaz Coello de Holguín. Correo Científico Médico. 2019 Jan 10; 23(2). Disponible en: https://revcocmed.sld.cu/index.php/cocmed/article/view/3113

8. Cobas-Planchez L, Ruiz-Johson L, Mezquia-de-Pedro N. Diseño y aplicación de un índice pronóstico de bajo peso al nacer. Revista Cubana de Obstetricia y Ginecología [Internet]. 2021 [citado 10 Ene 2023]; 47 (2) Disponible en:https://revginecobstetricia.sld.cu/index.php/gin/article/view/653

9. Lozada EC, Veranes MC, Felipe SD, Fuentes ID, Perdomo YD. Bajo peso al nacer, un desafío en la Atención Primaria de Salud. Rev Observatorio de las Ciencias Sociales en Iberoamérica [Internet]. 2021 Sept [citado el 12 de Ene 2022]; 2(14): p 26- 41. Disponible en: https://www.eumed.net/uploads/articulos/c121582c02cb3ba09cfdfaa61037019e.pdf

10. MINSAP. Anuario Estadístico de Salud 2021. La Habana, 2022. Disponible en: www.infomed,sld.cu

11. Cambero Martinez Yudy. Temas de Obstetricia para la Atención Primaria de Salud. La Habana: Editorial Ciencias Médicas, 2019.Disponible en: https://pesquisa.bvsalud.org/portal/resource/pt/cum-73425

12. Organización Mundial de la Salud. Metas mundiales de nutrición 2025. Documento normativo sobre bajo peso al nacer. [Internet]. Ginebra. 2017 [citado 04/01/2023]. Disponible en:https://www.who.int/nutrition/publications/globaltargets2025_policybrief_lbw/es/

13. Bermúdez-Cabrera L, Diéguez-Escalona M, Labrada-Aguilera L, Martínez-Pérez J. Caracterización de madres con hijos bajo peso al nacer pertenecientes al policlínico "Romárico Oro Peña", Puerto Padre. Revista Electrónica Dr. Zoilo E. Marinello Vidaurreta [Internet]. 2022[citado 5 Ene 2023]; 47 (5) Disponible en: https://revzoilomarinello.sld.cu/index.php/zmv/article/view/3186

14. Mancebo Bueno Wilmen, Linares Ramos Thaimy. Determinantes biológicas de salud asociadas al bajo peso al nacer en un área de salud. Rev Cubana Med Gen Integr [Internet]. 2022 Mar [citado 2023 Ene 05]; 38(1): e1787. Disponible en: http://scielo.sld.cu/scielo.php?script=sci_arttext&pid=S0864-21252022000100013&lng=es.

15. Ortiz-Núñez R, Fernández-Brizuela E. Análisis de la producción científica sobre bajo peso al nacer publicada en revistas médicas cubanas. Revista Habanera de Ciencias Médicas [Internet]. 2021 [citado 10 Ene 2023]; 20 (6) Disponible en: https://www.revhabanera.sld.cu/index.php/rhab/article/view/4262

16. Obstetricia y Ginecología. Rigol Ricardo O, Santisteban Alba S. La Habana: Editorial Ciencias Médicas; 2014 Cap.33.p 367

17. Guías de actuación en las afecciones obstétricas frecuentes. Col. Autores. La Habana: Editorial Ciencias Médicas; 2017 Cap.10.p 105, Cap.13.p 142

18. López GA. Sobre los factores de riesgo del bajo peso al nacer. RCAN. 2020; 30(1):195-217. Disponible en: https://www.medigraphic.com/cgi-bin/new/resumen.cgi?IDARTICULO=96870

19. Jiménez-franco IE, González-cano N. Caracterización del bajo peso al nacer en la provincia de Cienfuegos. Segundo Congreso Virtual de Ciencias Básicas Biomédicas en Granma. Manzanillo. 2021.Disponibleen: https://cibamanz2021.sld.cu/index.php/cibamanz/cibamanz2021/paper/viewFile/58/54

20. Dupeirón Ramos O, García Veloz M, González Ramos L, Cabrera Prado A, Mora Frías MA. Factores maternos y obstétricos asociados al recién nacido de bajo peso

al nacer [Internet]. En: III Congreso de Medicina Familiar. Cuba; 2019 [citado 21/1/2021]. Disponible en: http://medicinafamiliar2019.sld.cu/index.php/medfamiliar/2019/paper/view/420

21. Hierrezuelo-Rojas N. Factores de riesgo asociados con el bajo peso al nacer en un policlínico de Santiago de Cuba. Revista MEDISAN [Internet]. 2022 Oct [citado 2024 Mar 13]; 26(5): e4190. Disponible en: http://scielo.sld.cu/scielo.php?script=sci_arttext&pid=S102930192022000500004&lng=es.

22. Portal Miranda JA, Corratgé Delgado H, Vidal Ledo MJ. Objetivos, retos y prioridades del MINSAP, 2019. INFODIR. 2019 [citado 13/01/2022]; 29. Disponible en: http://www.revinfodir.sld.cu/index.php/infodir/article/view/590

23. Neonatología. Diagnóstico y tratamiento. 2da ed.Col. Autores. La Habana: Editorial Ciencias Médicas; 2014 Cap.3.p 35

24. Aparicio-Meneses Lilian María, Hernández-Méndez Orlando. Intervención educativa sobre bajo peso al nacer en gestantes. AMC [Internet]. 2022 [citado 2024 Mar 19]; 26: e9192. Disponible en: http://scielo.sld.cu/scielo.php?script=sci_arttext&pid=S1025-02552022000100084&lng=es

25. Valdés Pino AC. Bajo peso al nacer, una de las causas de mortalidad en el mundo. Artículo de revisión. Primer Taller Nacional de Pediatría Clínico - Docente en Cienfuegos - PediAprendo 2022. [citado 11/4/2022]; Disponible en: https://pediaprendo.sld.cu/index.php/pediaprendo22/2022/paper/view/65/28

26. Blencowe H, Krasevec J, de Onis M, Black RE, An X, Stevens GA; et al. National, regional, and worldwideestimates of lowbirthweight in 2015, withtrendsfrom 2000: A systematicanalysis. TheLancet Global Health 2019[citado 12/7/2019]; 7(7):e849-e860. Disponible en: https://www.sciencedirect.com/science/article/pii/S2214109X18305655.

27. Barreto TG, Tavares G, Theme-Filha M, Cardoso AM. FactorsAssociatedwithLowBirthWeight in IndigenousPopulations: a systematicreview of theworldliterature. RevBrasSaude Mater Infant [Internet]. 2019 [citado 21/1/2021]; 19(1):7-23. Disponible en: https://www.scielo.br/pdf/rbsmi/v19n1/1519-3829-rbsmi-19-01-0007.pdf

28. Protocolo de manejo de la restricción del crecimiento intrauterino (RCIU) y del feto constitucionalmente pequeño, 2017. Departamento materno infantil del MINSAP. Grupo nacional de ginecobstetricia.

29. Machín RVT, Estrada RG, Morell HG, et al. Factores de riesgo sociodemográficos relacionados con el bajo peso al nacer. Acta Med Cent. 2019; 13(4):532-540. Disponible en: https://www.medigraphic.com/cgibin/new/resumenI.cgi?IDARTICULO=90153

30. Cabinda SOA, A., Casanova Moreno, M. de la C., & Medina González, I. 2021. Theory of Nursing Systems in the prevention of low birth weight, nursing roles and functions in Primary Health Care. International Journal of Medical and Surgical Sciences, 8(1). Disponible en: https://doi.org/10.32457/ijmss.v8i1.631

31. Vega Christian, Oliva Verónica, Herrera-Tasiguano Alonso, Toapanta-Pinta Paola, Vasco-Morales Santiago. Análisis del bajo peso al nacer en las diferentes categorías de edad materna. Memorias VII Congreso REDU 2019. Universidad Yachay Tech. [citado 11/4/2022]; Pág. 754. Disponible en: https://gredos.usal.es/bitstream/handle/10366/143940/REDU2019%20-%20PTSV.pdf?sequence=1&isAllowed=y

32. Cobas-Planchez Lodixi, Mezquia-de-Pedro Natascha, Navarro-García Yaime Emelda, Cabrera-Valdes Niobis. Valor de las variables clínicas para el pronóstico del bajo peso al nacer. AMC [Internet]. 2021 Feb [citado 2024 Mar 08]; 25(1): e7785. Disponible en: http://scielo.sld.cu/scielo.php?script=sci_arttext&pid=S1025-02552021000100005&lng=es.

33. Lozada Y P, Abreu ZR, Montalvo ER, Santos Y. Comportamiento del bajo peso al nacer. Municipio Especial Isla de la Juventud. Enero 2009 a diciembre 2018. Revista de Medicina Isla de la Juventud,2023; 21(2): 32-50.Disponible en: http://remij.sld.cu/index.php/remij/article/view/307

34. González-García Xiomara, Carmona-Concepción Juan Antonio, Valdés-Pérez Silvia Rosa, Ovalle-Díaz Dianelis, Cervantes-Pelegrin Elexsi, Hernández-Martínez Marieldys. Enfermedad periodontal como factor de riesgo del bajo peso al nacer. AMC [Internet]. 2022 [citado 2024 Mar 04]; 26: e9309. Disponible en: http://scielo.sld.cu/scielo.php?script=sci_arttext&pid=S1025-02552022000100085&lng=es.

35. Bertrán Bahades J, Muguercia Silva JL, Verdaguer Pérez L, Morejón Rebelo I, García Kindelan MC. Factores de riesgo asociados al bajo peso al nacer en un área de salud de Santiago de Cuba. MEDISAN [Internet]. 2019 [citado 28 Ago 2020]; 23(4): [aprox. 11 p.]. Disponible en: http://scielo.sld.cu/scielo.php?script=sci_arttext&pid=S1029-30192019000400619&lng=es

36. Quintero Paredes PP, Pérez Mendoza L, Quintero Roba AJ. Comportamiento del bajo peso al nacer en pacientes atendidos en el Policlínico Universitario Pedro Borrás Astorga, Pinar del Río, Cuba. Rev Cubana Obstet Ginecol [Internet]. 2017 [citado 28 Ago 2020]; 43(1). Disponible en: http://scielo.sld.cu/scielo.php?script=sci_arttext&pid=S0138600X2017000100007&lng=es

37. Quintero Paredes Pedro Pablo. Factores de riesgo de Bajo peso al nacer. AMC [Internet]. 2020 Oct [citado 2024 Mar 11]; 24(5): e7642. Disponible en:http://scielo.sld.cu/scielo.php?script=sci_arttext&pid=S1025-02552020000500007&lng=es.

38. Diaz Castellón, M D A,Leiva Perez MJ,Chavez Rivero ET. Factores de riesgo materno relacionados con el bajo peso al nacer: Comportamiento en el quinquenio

2013-2017. I Jornada Científica Virtual CaliMay 2020.Disponible en: http://calimay2020.sld.cu/index.php/calymay/2020/paper/viewPaper/124

39. Alejandro, S. G. Influencia del cambio climático sobre el peso al nacer. In *AMBIMED 2021*;2021.Disponible en: https://ambimed2021.sld.cu/index.php/ambimed/2021/paper/viewPaper/725

40. United Nations Children's Fund (UNICEF), World Health Organization (WHO). UNICEF-WHO Low birthweight estimates: Levels and trends 2000–2015 [Internet]. Geneva: United Nations Children's Fund (UNICEF); 2019 [citado 31 Ago 2020]:[aprox. 36 p.]. Disponible en: https://apps.who.int/iris/bitstream/handle/10665/324783/WHO-NMH-NHD-19.21-eng.pdf?ua=1

41. Lescalle-Ortíz Y, Cabrera-Mejico D, Mena-Cabrera Y, Quintana-González Y, Sánchez-Pedroso M. Bajo peso al nacer y factores de riesgo maternos asociados en pacientes del Policlínico Pedro Borras. Universidad Médica Pinareña [Internet]. 2022 [citado fecha de acceso]; 18 (S1):e928 Disponible en: https://revgaleno.sld.cu/index.php/ump/article/view/928

42. Monzón Tamargo MJ, Peterssen Sánchez MG, González García X, Díaz Díaz JA, Sánchez Jaida Y. Factores de riesgo asociados al bajo peso al nacer. Municipio Pinar del Río. 2018. Rev Ciencias Médicas [Internet]. 2021 [citado: fecha de acceso]; 25(3): e5024. Disponible en: http://revcmpinar.sld.cu/index.php/publicaciones/article/view/5024

43. Fondo de las Naciones Unidas. Estado Mundial de la Infancia 2016: una oportunidad para cada niño [en línea]. Nueva York: UNICEF; 2016 [citado 10 marzo 2018]. Disponible en: https://sites.unicef.org/spanish/sowc2016/

44. Kashanian M, Faghankhani M, Yousefzadeh Roshan M, Ehsani Pour M, Sheikhansari N. Woman's perceived stress during pregnancy; Stressors and pregnancy adverse outcomes. J Matern Fetal Neonatal Med. 2019[acceso:

26/12/2019]; 1-11. Disponible en: https://doi.org/10.1080/14767058.2019.1602600

45. Coussons-Read M. Effects of prenatal stress on pregnancy and human development: mechanisms and pathways. Obstet Med. 2013[acceso: 28/12/2019]; 6(2):52-7. Disponible en: https://doi.org/10.1177/1753495x12473751

46. Aguilar Aguilar Shirley, Barja Ore John, Cerda Sanchez Mayra. Stress during pregnancy as a risk factor for low weight in the newborn. Rev Cub Med Mil [Internet]. 2020 Jun [citado 2024 Mar 05]; 49(2): e620. Disponible en: http://scielo.sld.cu/scielo.php?script=sci_arttext&pid=S0138-65572020000200006&lng=es.

47. Manual of Obstetrics, 8th edition, de Arthur T. Evans y Emily De Franco, publicada por WoltersKluwerHealth. 2014. Cap.33 p. 624

48. „Lees CC,Stampalija T, Baschat AA, da Silva Costa F, Ferrazzi E, Figueras F, Hecher K, Kingdom J, Poon LC, Salomon LJ, Unterscheider J. ISUOG PracticeGuidelines: diagnosis and management of small-for-gestational-agefetus and fetal growthrestriction. UltrasoundObstetGynecol 2020; 56: 298–312."

49. Peraza Roque G, Pérez Delgado S, Figueroa Barreto Z. Factores asociados al bajo peso al nacer. Rev Cubana Med Gen Integr [Internet]. 2001. Sep – Oct [citado 3 dic 2020]; 17(5). Disponible en: http://scielo.sld.cu/scielo.php?script=sci_arttext&pid=S0864-21252001000500014

50. Ardevol Cordovez D, Lluch Bonet A, de la Paz Alemán DM. Labor educativa en mujeres con riesgo reproductivo preconcepcional. Rev Cubana Enfermer [Internet]. 2015 Sep [citado 22/03/2019]; 31(3). Disponible en: http://scielo.sld.cu/scielo.php?script=sci_arttext&pid=S0864-03192015000300001&lng=es

51. Hernández Millán Z, Águila Rodríguez N, Bravo Polanco E, López Hernández PC, Cepero Aguila L. Efectividad del programa psicoeducativo de educación

sexual y salud reproductiva. Rev Cubana Enferm [en línea]. 2015; 31(1). [citado 18/11/2021]. Disponible en: http://scielo.sld.cu/scielo.php?script=sci_arttext&pid=S0864-03192015000100002

52. Díaz Curbelo Aliucha, Velasco Boza Alejandro Jesús, Gutiérrez López Jerjes Iván, Muro Mesa Julio Abelardo, Álvarez Sevillano Juan Carlos. Embarazo en la adolescencia, un problema de salud en el policlínico "Efraín Mayor Amaro" del Cotorro, La Habana. Rev Cubana Obstet Ginecol [Internet]. 2019 Jun [citado 2021 Abr 24]; 45(2): e450. Disponible en: http://scielo.sld.cu/scielo.php?script=sci_arttext&pid=S0138-600X2019000200003&lng=es

53. Viñas Sifontes LN, Chávez Roque M, Virrella Trujillo ME, Santana Serrana C,Escalona Cabrera K. Intervención educativa en jóvenes estudiantes sobre embarazo en la adolescencia. Rev Archivo Méd Camag. 2008[citado Dic 2008]; 12(6): [aprox.5p.]. Disponible en: http://scielo.sld.cu/scielo.php?pid=S102502552008000600004&script=sci_arttext

54. Alarcón Argota R, Coello Larrea J, Cabrera García J, Monier Despeine G. Factores que influyen en el embarazo en la adolescencia. Rev Cubana Enferm. 2009 [citado Jun 2020]; 25(2): [aprox. 5 p.]. Disponible en: http://scielo.sld.cu/scielo.php?pid=S086403192009000100007&script=sci_arttext

55. Quiroz Figuero M S, Roque Maldonado P, Lucas Choez M M, Pacheco Castro Y A. "Repercusiones del bajo peso al nacer en el desarrollo integral del niño. Dominio de las Ciencias 7 (2021): 334-345.Disponible en: http://dx.doi.org/10.23857/dc.v7i1.1708

56. Jiménez García R, Alfonso Novo L, Peñalver R, Santana Porbén S. El bajo peso al nacer y la programación temprana de la vida, un problema de actualidad y del futuro. Rev Cubana Pediatr. 2017[citado 12/05/2020]; 89(2) .Disponible en:

http://scielo.sld.cu/scielo.php?script=sci_arttext&pid=S0034-75312017000200014

57. Pérez-Leyva A, Vega- Abascal J, Cabalero- González l, Leyva- Sicilia Y, Pupo-Mariño A. factores de riesgo del bajo peso al nacer. Policlínico Docente de Velasco, Holguín, Cuba. Correo Científico Médico [Internet]. 2022 [citado 4/08/2020]; 26 (1). Disponible en: http://scholar.google.es/scholar?cluster=16886506013359380746&hl=es&as_sdt=2005&sciodt=0,5#d=gs_qabs&t=1711568540461&u=%23p%3DCpnIJ8DrWOoJ

58. Donabedian A. La calidad de la atención médica. Rev Calid Asist. 2001; 16:s29–38. Disponible en: https://www.fadq.org/wp-content/uploads/2019/07/La_Calidad_de_la_Atencion_Medica_Donabedian.pdf

59. Rodas Pacheco FD, Pacheco Salazar VG. Grupos focales: Marco de Referencia para su Implementación. IRJ [Internet]. 3 de septiembre de 2020 [citado 26 de marzo de 2023]; 5(3):182-95. Disponible en: http://revistas.uide.edu.ec/index.php/innova/index

60. Estrada Restrepo A, Restrepo Mesa SL, Ceballos Feria NC, Mardones Santander F. Factores maternos relacionados con el peso al nacer de recién nacidos a término, Colombia, 2002-2011. Cad Saú Púb. 2019 [citado 04/07/2020]; 32(11). Disponible en: https://www.scielo.br/j/csp/a/FdHmLY3wjDzMZJhcTRQ5Rzc/abstract/?lang=es

61. Montero Aguilera A, Ferrer Montoya R, Paz Delfin D, Pérez Dajaruch M, Díaz Fonseca Y. Riesgos maternos asociados a la prematuridad. Multimed. 2019 [citado 04/07/2020]; 23(5). Disponible en: http://scielo.sld.cu/scielo.php?script=sci_arttext&pid=S1028-48182019000501155

62. Salgado Delgado, L A. Factores de riesgo maternos asociados al bajo peso al nacer. *jornada científica de profesores*. Jorciencia PDCL 2022; 2022: P D

Cristóbal Labra; 2021 Nov-Dic; Filial Ciencias Médicas Baracoa Guantánamo; 2022. Disponible en:https://jorcienciapdcl.sld.cu/index.php/jprofesores2023/jprofesores2023/paper/view/569/0

63. Rondón Carrasco J, Gamboa Carrazana K, Fajardo Rodríquez M, Morales Vázquez CL, Rondón Carrasco RY. Factores de riesgo asociados al bajo peso al nacer [Internet]. Granma: Cibamanz; 2019. En: I Congreso Virtual de Ciencias Básicas Biomédicas de Granma [citado 8 Jul 2020]. Disponible en: http://cibamanz2020.sld.cu/index.php/cibamanz/cibamanz2020/paper/view/498/269

64. Mesa Trujillo D, Valdés Abreu BM, Cisneros Suárez Y, Flores Boudet M, García Mesa I. Caracterización epidemiológica de mujeres con riesgo preconcepcional y sus resultados perinatales. los palacios 2018. En: I Congreso Virtual de Ciencias Básicas Biomédicas de Granma [Internet]. Granma: Cibamanz; 2019 [citado 8 Jul 2020]. Disponible en: http://cibamanz2020.sld.cu/index.php/cibamanz/cibamanz2020/paper/view/498

65. Cobas P L, Navarro G Y E, Ruiz J L F, et al. Caracterización clínico-epidemiológica del bajo peso al nacer, Guanabacoa. La Habana 2019. Revista de Ciencias Médicas de la Habana. 2020; 27(3):267-276.Disponible en: https://www.medigraphic.com/cgi-bin/new/resumen.cgi?IDARTICULO=98947.

66. Monsreal JF, Tun Cobos MR, Hernández Gómez JR, Serralta Peraza LES. Factores de riesgo de bajo peso al nacer según el modelo de regresión logística múltiple. Estudio de cohorte retrospectiva en el municipio José María Morelos, Quintana Roo, México. Medwave [Internet]. 2019 Ene-Feb [citado 10 Oct 2020]; 18(1):e7143. Disponible en:https://www.medwave.cl/medios/medwave/Enero-febrero2018/PDF/medwave-2018-01-7143.pdf

67. Aparicio Meneses Lilian María, Hernández Méndez Orlando, Drivas Morales Yordanska. Bajo peso al nacer en el contexto de las determinantes biológicas y

sociales de salud. AMC [Internet].2022 [citado 2024 Mar 08]; 26: e9216. Disponible en: http://scielo.sld.cu/scielo.php?script=sci_arttext&pid=S1025-02552022000100090&lng=es.

68. Delgado Acosta HM, Monteagudo Díaz S, Rodríguez Buergo D, Vega Galindo M, Sotolongo Acosta MM. Estratificación del bajo peso al nacer desde un enfoque de determinantes sociales. Revista Finlay [Internet]. 2013 [citado 10 Oct 2020]; 3(1). Disponible en: http://www.revfinlay.sld.cu/index.php/finlay/article/view/171/106019.

69. Aquino Grande, D J. Factores asociados a neonatos peruanos con bajo peso al nacer por regiones naturales según ENDES 2019[tesis]: Universidad Ricardo Palma Lima; 2022. Disponible en: https://repositorio.urp.edu.pe/handle/20.500.14138/5103.

70. Márquez-Ríos A. Factores maternos asociados al recién nacido de bajo peso al nacer en el Hospital Regional de Loreto, enero - Febrero 2019 [Internet] [Tesis de licenciatura]. [Iquitos, Perú]: Universidad Científica del Perú; 2021. Disponible en: http://repositorio.ucp.edu.pe/handle/UCP/1285

71. Avendaño Sandoval J E. Factores de riesgo asociados al bajo peso al nacer en gestantes adolescentes hospital Santa Rosa Piura 2018 [tesis]: Piura Perú, 2020. Disponible en: https://alicia.concytec.gob.pe/vufind/Record/UPAO_d9bc85da0a4093dca5eccbf6 2f10f5ec.

72. Acevedo Estevez D, Páez Carmenate G, Abull Ortega AO. Factores de riesgo de desnutrición en menores de cinco años del municipio de Manatí. Revista Electrónica Dr. Zoilo E. Marinello Vidaurreta [Internet]. 2019[citado 20 Dic 2021]; 41(7):[aprox. 6 p.]. Disponible en: http:// www.revzoilomarinello.sld.cu/index.php/zmv/article/download/801/pdf_302

73. Cutrim Propp Lima RJ, Fernandes Lucena Batista R, Rodrigues Costa Ribeiro M, Costa Ribeiro CC, Ferreira Simões VM, Lima Neto PM, et al. Prepregnancy body

mass index, gestational weight gain, and birth weight in the BRISA cohort. Rev. Saúde Pública. [revista en internet]. 2019 [citado 4 de julio 2020]; 52:46- Disponible en: https://doi.org/10.11606/S1518-8787.2018052000125.

74. Megías Patón C y Prados-Ruiz JL. El IMC durante el embarazo y su relación con el peso del recién nacido. J Negat No Posit Results [Internet]. 2019; 3(3):215-24. Disponible en: https://revistas.proeditio.com/jonnpr/article/view/2173

75. Lima da Rosa R, Molz P, Schreiner Pereira C. Perfil nutricional de gestantes atendidas em uma unidade básica de saúde. Cinergis [revista en internet]. 2019 [citado 4 de julio 2021]; 15(2): 98-102. Disponible en: https://online.unisc.br/seer/index.php/cinergis/article/view/5134/3763.

76. Suárez-Orama M, Pupo-Pérez Y, Ochoa-Suárez Y, Urquiza-Yero Y. Factores maternos y bajo peso al nacer en el policlínico"Guillermo Tejas", Las Tunas. Revista Electrónica Dr. Zoilo E. Marinello Vidaurreta. 2019[citado 26 de julio 2020]; 44(6). Disponible en: http://revzoilomarinello.sld.cu/index.php/zmv/article/view/1964.

77. Gómez Mendoza C, Ruiz Álvarez P, Garrido Bosze I. Bajo peso al nacer, una problemática actual. AMC [Internet] 2019[citado 20 Dic 2021]; 4(6): 408-416. Disponible en: http://scielo.sld.cu/scielo.php?script=sci_arttext&pid=S1025-02552018000400408

78. Quiroz Figuero M S, Roque Maldonado P, Lucas Choez M M, Pacheco Castro Y A. "Repercusiones del bajo peso al nacer en el desarrollo integral del niño. Dominio de las Ciencias 7 (2021): 334-345. Disponible en: http://dx.doi.org/10.23857/dc.v7i1.1708

79. Martínez Sánchez I, Agramonte Rodríguez I, Broche Ulloa, M, López Rodríguez S. Factores prenatales relacionados con el bajo peso al nacer durante el año 2021.2022.Disponible en: https://congresosenfermeriacubana.sld.cu/index.php/enfermeria22/2022/paper/viewPaper/224.

80. Cobas Planchez L, Navarro García YE, Ruiz Johson LF, Yuanis López ME. Caracterización clínico-epidemiológica del bajo peso al nacer, Guanabacoa. La Habana 2018.Medimay [Internet]. 2020 [citado: fecha de citado]; 27(3):267-76. Disponible en: http://www.medimay.sld.cu/index.php/rcmh/article/view/1714

81. Bertrán Bahades J, Muguercia Silva JL, Verdaguer Pérez L, Morejón Rebelo I, García Kindelán M de la C. Factores de riesgo asociados al bajo peso al nacer en un área de salud de Santiago de Cuba. MEDISAN. 2019; 23(4):619–31. Disponible en: http://www.medisan.sld.cu/index.php/san/article/view/1968

82. Pabón-Salazar YK, Eraso-Revelo JP, Bergonzoli-Pelaez G, Mera-Mamián AY. Factores asociados al bajo peso al nacer en un hospital universitario del departamento de Nariño. Univ. Salud. 2021; 23(3):179-188. Disponible en: https://doi.org/10.22267/rus.212303.231

83. Álvarez Cortés JT, Pérez Hechavarría GA, Selva Capdesuñer A, Reve Sigler L, Ríos Vega LE. Factores de riesgo asociados al bajo peso al nacer en la Policlínica "Ramón López Peña", Santiago de Cuba. CCM.2019 [citado 16/05/2021];23(2).Disponible en: http://www.revcocmed.sld.cu/index.php/cocmed/article/view/2714

84. Reyna Gel S, Font Saldívar D, Cruz Torres I, Rodríguez Antunes A, San José Pérez DM. Comportamientos clínico y epidemiológico del bajo peso al nacer, en el Policlínico "Pedro Díaz Coello", Holguín, Cuba. Correo cient. méd. 2019 [citado 28/03/2022]; 23(2):380-93. Disponible en: https://www.scienceopen.com/document?vid=381531ce-6ba4-4984-9c44-325dba1ac8ed

85. Mesa Trujillo D, Valdés Abreu BM, Cisneros Suárez Y, Flores Boudet M, García Mesa I. Caracterización epidemiológica de mujeres con riesgo preconcepcional y sus resultados perinatales. los palacios 2018. En: I Congreso Virtual de Ciencias Básicas Biomédicas de Granma [Internet]. Granma: Cibamanz; 2019 [citado 8 Jul

2020]. Disponible en: http://cibamanz2020.sld.cu/index.php/cibamanz/cibamanz2020/paper/view/498

86. Muñoz Hernández C, Quinteros Cáceres ME. Proteinuria en el embarazo y su impacto en el bajo peso al nacer en mujeres con preeclampsia de Temuco [Tesis]. Chile: Universidad de Talca, Escuela de Tecnología Médica; 2019 [citado 8 Jul 2020]. Disponible en: http://dspace.utalca.cl/bitstream/1950/12071/2/mu%C3%B1oz_hernandez.pdf

87. Lescalle-Ortíz Y, Cabrera-Mejico D, Mena-Cabrera Y, Quintana-Gonzalez Y, Sánchez-Pedroso M. Bajo peso al nacer y factores de riesgo maternos asociados en pacientes del Policlínico Pedro Borras. Universidad Médica Pinareña [Internet]. 2022 [citado fecha de acceso]; 18 (S1):e928 Disponible en: https://revgaleno.sld.cu/index.php/ump/article/view/928

88. León F, Hernán T. Complicaciones en el puerperio en mujeres con preeclampsia durante el tercer trimestre de la gestación, Hospital Matilde Hidalgo de Procel [tesis]. Ecuador: Universidad de Guaya-quil, Facultad de Ciencias Médicas; 2019 [citado 28 Ene 2020]. Disponible en: http://repositorio.ug.edu.ec/handle/redug/43316

89. Organización Mundial de la Salud. Recomendaciones de la OMS sobre atención prenatal para una experiencia positiva del embarazo [Internet]. Washington, D.C: Organización Panamericana de la Salud; 2018 [citado 25 de enero de 2023]. Disponible en: https://iris.paho.org/bitstream/handle/10665.2/49550/9789275320334_spa.pdf?sequence=1&isAllowed=y

90. Organización Mundial de la Salud. La OMS señala que las embarazadas deben poder tener acceso a una atención adecuada en el momento adecuado [Internet]. 2016 [citado 27 de enero de 2023]. Disponible en: https://www.who.int/es/news/item/07-11-2016-pregnant-women-must-be-able-to-access-the-right-care-at-the-right-time-sayswho

91. Villafuerte Cooban, Dulce Marlen. Atención prenatal y su asociación con el bajo peso al nacer en Perú según ENDES 2021[tesis]: Lima Peru; 2023. Disponible en: https://cybertesis.unmsm.edu.pe/handle/20.500.12672/19670.

92. Banchani E, Tenkorang E. Determinants of Low Birth Weight in Ghana: Does Quality of Antenatal Care Matter? Matern Child Health J. 1 de mayo de 2020; 24(5):668-77.

93. Quispe Ríos JR, Távara Valladolid LB. Prematuridad, bajo peso al nacer y lactancia materna no exclusiva como factores de riesgo para bajo rendimiento académico en preescolares. AMOHR [Internet]. 2019 [citado 16/04/2021]; 28(2): p. 59-68. Disponible en: http://journal.upao.edu.pe/HAMPIRUNA/article/view/1180/1029

94. Aguilar Huamán MW. Factores de riesgo asociados a enfermedad de membrana hialina en neonatos prematuros del Hospital Regional de Cajamarca en los años 2015-2016 [Tesis de Maestría]. Perú: Universidad Nacional de Cajamarca; 2018 [citado 16/04/2021]. Disponible en: https://repositorio.unc.edu.pe/bitstream/handle/UNC/1163/AGUILAR%20HUAMAN%20MARLYN%20WHITNEY.pdf?sequence=1&isAllowed=y

95. Huamán Cruzado ME. Prematuridad, bajo peso al nacer y su relación con sepsis neonatal en recién nacidos atendidos en el servicio de neonatología, intermedios, Hospital Regional de Cajamarca [Tesis de Maestría]. Perú: Universidad Nacional de Cajamarca; 2019 [citado 16/04/2021]. Disponible en: https://repositorio.unc.edu.pe/bitstream/handle/UNC/1447/T016_45041875_S.PDF.pdf?sequence=1&isAllowed=y

96. Jiménez Franco, Luis Enrique; González Cano, Niurys. Caracterización del bajo peso al nacer en Cienfuegos. Revista Científica Estudiantil de Cienfuegos Inmedsur, [S.l.], v. 4, n. 1, p. e113, mayo 2021. ISSN 2708-8456. Disponible en: http://www.inmedsur.cfg.sld.cu/index.php/inmedsur/article/view/113>. Fecha de acceso: 04 mar. 2023.

97. Mancebo Bueno W, Linares Ramos T. Determinantes biológicas de salud asociadas al bajo peso al nacer en un área de salud. Rev cuban med gen integ [Internet]. 2022 Ene-Mar [citado 20 Abr 2022];38(1). Disponible en: http://scielo.sld.cu/scielo.php?script=sci_arttext&pid=S08641252022000100013

98. Suarez-Orama M, Pupo-Pérez Y, Ochoa-Suarez Y, Urquiza-Yero Y. Factores maternos y bajo peso al nacer en el policlínico Guillermo Tejas, Las Tunas. Rev electrón Dr. Zoilo E. Marinello Vidaurreta [Internet]. 2019 [citado 30 Ene 2021]; 44(6). Disponible en: https://revzoilomarinello.sld.cu/index.php/zmv/article/view/1964/pdf_633

99. Hernández Say Y, López Borrero O, Torres Rojas KL, Cedeño Ramírez Y. Algunos indicadores de bajo peso al nacer en Las Tunas durante el periodo 2018-2019. Rev electron Dr. Zoilo E. Marinello Vidaurreta [Internet]. 2019 [citado 10 Oct 2020]; 44(4). Disponible en: https://revzoilomarinello.sld.cu/index.php/zmv/article/view/1874/pdf_612

100. Fernández Brizuela EJ, Del Valle Piñera F, López Labarta L. Factores de riesgo asociados al bajo peso al nacer en un área de salud de Camagüey. MEDISAN. 2021 [citado 27/02/2022]; 25 (4). Disponible en: http://www.medisan.sld.cu/index.php/san/article/view/3662

101. Cobas Planchez L, Mezquia de Pedro N. Factores de riesgo de recién nacidos con bajo peso en gestantes del municipio Guanabacoa, La Habana, Cuba. Rev. inf. cient. 2020 [citado 22/06/2022]; 99 (3). Disponible en: http://www.revinfcientifica.sld.cu/index.php/ric/article/view/2949

102. Ayala Peralta FD, Morales Alvarado S, Valdivieso Oliva V, Moreno Reyes KF. Influencia del periodo intergenésico largo en el riesgo de preeclampsia. Rev Peru Investig Matern Perinat 2022; 11(2): 21-26.___Disponible en: https://doi.org/10.33421/inmp.2022273

103. Gil Figueroa BV, Martin Piedra I, Morejón Tapia E, Padrón Iglesias PJ, Morales Francisco Y. Factores de riesgo relacionados con bajo peso al nacer en el

municipio Pinar del Río. 2019. Salud, Ciencia y Tecnología – Serie de Conferencias 2022; 2(3):288 Disponible en: https://doi.org/10.56294/saludcyt2022288

104. Programa para la reducción del bajo peso al nacer (Revisión 1993). Ministerio de Salud Pública. República de Cuba. La Habana: 1993.

105. Garcia Chuquimango LC. Factores gíneco– obstétricos asociados a bajo peso al nacer en los recién nacidos a término del servicio de neonatología del Hospital Nacional Dos de Mayo durante el periodo 2015 - 2018 [tesis para optar el título profesional de Médica Cirujana]: Lima Perú; 2022. Disponible en: https://repositorio.urp.edu.pe/handle/20.500.14138/5099.

106. López González A, Rodríguez Suárez A, Calzadilla Cámbara A, Fernández Gómez R. Eventos maternos asociados al bajo peso al nacer en un municipio de la Ciudad de La Habana. Revista Cubana de Alimentación y Nutrición [revista en internet]. 2019 [citado 16 de mayo 2022]; 29(1): 64–84. Disponible en: http://www.revalnutricion.sld.cu/index.php/rcan/article/view/672.

Anexos:

ANEXO 1

Solicitud de autorizo a la Dirección Municipal de Salud de Santo Domingo

Por medio de la presente, se solicita a la Directora Municipal de Salud de Santo Domingo y a los directores de las 3 áreas de salud del municipio, la autorización para la realización de la investigación en Sistemas y Servicios de Salud, específicamente para la ´´Evaluación de atención a gestantes que aportaron recién nacidos bajo peso 2020- 2022. Santo Domingo``, para la cual se visitarán CMF del municipio y se realizarán revisiones de historias clínicas y registros estadísticos en las 3 áreas de salud. La información obtenida será tratada con la debida confidencialidad, sin poner en riesgo la integridad de las pacientes, considerando los aspectos éticos de la investigación, evitando todo daño a terceros.

Directora municipal: ____

Director del área de salud de Santo Domingo: _______________________

Director del área de salud de Manacas: ______________________________

Director del área de salud de Cascajal: ______________________________

ANEXO 2

Guía de revisión de historias clínicas de las gestantes

1. Área de salud: _________________

2. Edad (años cumplidos): _______

3. Estado Civil:

Casada ___   Soltera ___   Divorciada___   Acompañada____ Viuda___

4. Nivel de escolaridad:

Primaria____ Secundaria___ Pre universitario___ Universidad ___

5. Ocupación:

Ama de casa____ Estudiante_____ Trabajadora______

6. Hábitos Tóxicos:

Alcohol____ Tabaco____ Otras drogas____

7. Peso inicial: ______ Talla: ______ IMC: ______ EN: _______

8. Ganancia de peso por trimestre:

1er trimestre: ______ 2do trimestre: _______ 3er trimestre: ________

9. Historia Obstétrica:

Número de gestaciones: ______ (fechas).

Número de partos: _______ (fechas).

Abortos espontáneos: ______ (fechas).

Abortos provocados: _______ (fechas).

Nacidos vivos: _________ Peso: ________ Edad gestacional del parto: ______

10. Antecedentes patológicos personales:

Hipertensión Arterial___ Asma Bronquial____ COVID-19 _____

Enfermedades del Tiroides____ Enfermedades autoinmunes____

Diabetes Mellitus____ Enfermedades Renales____

Otras: ____

11. Citología: _____

12. Vacunación: TT __________

13. Edad gestacional a la captación: _______

14. Presencia de algunas de estas enfermedades asociadas al embarazo. (Especificar trimestre de la gestación).

Pre eclampsia-Eclampsia: _______

Hipertensión crónica con pre eclampsia –eclampsia sobre añadida: ______

Hipertensión transitoria o tardía: _______

Infección del tracto urinario: _______

Infección cérvico- vaginal: _______

Anemia: ______

15. No de consultas realizadas ______

16. No de terrenos realizados________

17. Seguimiento de las 3 curvas en cada consulta _______

18. Clasificación de riesgo de BPN ______

19. Interconsultas realizadas por Ginecobstetra:

18___, 24___, 28___, 30___ y 32___ semanas

20. Realización de US Doppler:

1er trimestre ____ entre las 23 y 24 ___

21. Interconsultas a las gestantes con Doppler patológico:

24 ___, 26___, 28 ___, 30 ___, 32 ___ y 36 ___ semanas

22. Realización de Biometría con cálculo del peso fetal a gestantes con riesgo desde las 26 semanas c/15 días:

Sí __ No __

23. Ingreso en Hogar Materno de gestantes con riesgo BPN desde las 20 semanas que tengan criterio:

Con criterio ___ Sin criterio ___

24. Según el diagnóstico de la gestante por complementario alterado o por condición que atribuya el riesgo de BPN plasmado en historia clínica obstétrica, determinar el seguimiento y a conducta correcta según protocolo de actuación.

Diagnóstico ____ (puede ser más de un diagnóstico y especificar por trimestre)

Conducta:

- Realización de otros complementarios

Sí ___ (cuáles:_____________)No ___

- Tratamiento ______________________________
- Requirió ingreso en domicilio, Hogar Materno u Hospital Materno: sí__, no __
- Evolución

Favorable _____, desfavorable ___

ANEXO 3

Guía de revisión de actas de reuniones de Grupo Básico de Trabajo y Reuniones Técnicas de PAMI para la evaluación de los datos correspondientes al componente estructura en el consultorio del médico y la enfermera de la familia acerca de los recursos materiales necesarios y características del local, y referente al componente proceso con las coberturas de quipos y recursos humanos.

Área de salud: ________________

CMF: ______

- Cobertura de Programa atención materno infantil y del protocolo de actuación ante madres con riesgo de bajo peso al nacer actualizado en CMF __sí __ no
- Cobertura de enfermeras: __ sí __ no
- Cobertura de Médicos MGI: __ sí __ no
- Cobertura del especialista en Ginecobstetricia: __ sí __ no
- Actividades de superación realizadas con respecto al Programa de atención materno infantil: __ sí __ no
- Cobertura de médicos certificados en US: __ sí __ no
- Cobertura de tecnología para realización de US Genético: __ sí __ no
- Cobertura de tecnología para la realización de Biometría con cálculo del peso fetal: __ sí __ no

- Recursos materiales del local:

    1- Mesa (1)   aceptable_________, no aceptable________

    2- Silla (2)   aceptable________, no aceptable_______

    3- Estetoscopio(1)   apto para uso: sí ___, no ___

    4- Esfigmomanómetro(1) apto para uso: sí ___, no ___

    5- Camilla de reconocimiento(1) apto para uso: sí ___, no ___

    6- Cinta métrica   apto para uso: sí ___, no ___

    7- Fetoscopio   apto para uso: sí ___, no ___

    8- Lámpara de cuello con bombillo y funcional apto para uso: sí ___, no ___

    9- Espéculo apto para uso: sí ___, no ___

- Características del local:

    1- Independiente   aceptable_________, no aceptable_______

    2- Iluminación natural y artificial   aceptable_________, no aceptable_______

    3- Limpio y organizado   aceptable_________, no aceptable_______

    4- Privacidad   aceptable_________, no aceptable_______

- Otros recursos disponibles en el CMF

    1. Medicamentos: ácido fólico, prenatales, muffer. sí ___, no ___

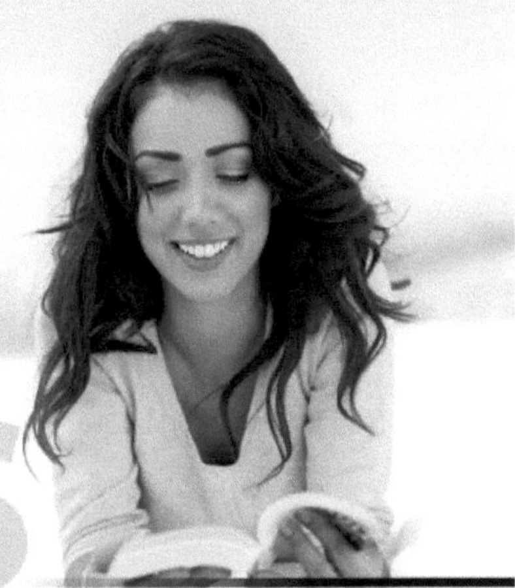

yes
I want morebooks!

Buy your books fast and straightforward online - at one of world's fastest growing online book stores! Environmentally sound due to Print-on-Demand technologies.

Buy your books online at
www.morebooks.shop

¡Compre sus libros rápido y directo en internet, en una de las librerías en línea con mayor crecimiento en el mundo! Producción que protege el medio ambiente a través de las tecnologías de impresión bajo demanda.

Compre sus libros online en
www.morebooks.shop

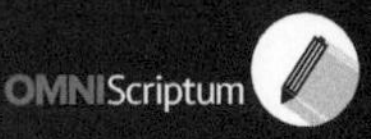

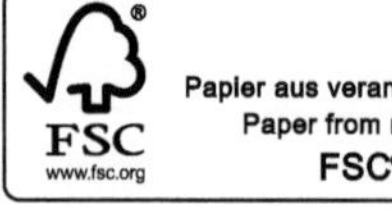

Printed by Books on Demand GmbH, Norderstedt / Germany